Doulisa Jain
Joel Nadar
Prathamesh Jadhav

NIOSOMAS: EXPLORAR O POTENCIAL ANTIMICROBIANO

Doulisa Jain
Joel Nadar
Prathamesh Jadhav

NIOSOMAS: EXPLORAR O POTENCIAL ANTIMICROBIANO

Niosoma: estratégia promissora para combater as infecções microbianas

ScienciaScripts

Cover image: www.ingimage.com

This book is a translation from the original published under ISBN 978-620-7-84401-2.

Publisher:
Sciencia Scripts
is a trademark of
Dodo Books Indian Ocean Ltd. and OmniScriptum S.R.L publishing group

120 High Road, East Finchley, London, N2 9ED, United Kingdom
Str. Armeneasca 28/1, office 1, Chisinau MD-2012, Republic of Moldova, Europe
Printed at: see last page
ISBN: 978-620-8-33237-2

NIOSOMAS:
EXPLORANDO O POTENCIAL ANTIMICROBIANO

Niosoma: estratégia promissora para combater as infecções microbianas

Sra. Doulisa Jain
Sr. Joel Nadar
Sr. Prathamesh Jadhav
Dr. Shilpa P Chaudhari
Dr. Priyatama V. Powar
Dr. Sarika A. Nikam

PERFIL DO AUTOR

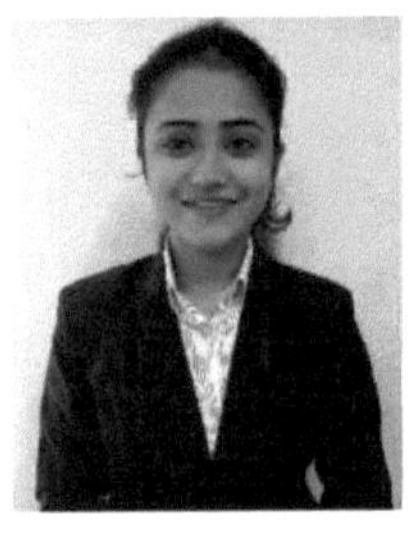

Menina. Doulisa Jain, concluiu a sua licenciatura na Faculdade de Farmácia Dr. D.Y. Patil, Akurdi, Pune. Foi Presidente do Conselho de Estudantes da faculdade. Foi também membro do Comité de Alumina da Faculdade de Farmácia Dr. D.Y. Patil. Foi também membro da CII como transportadora de DPI na Faculdade de Farmácia Dr. D. Y. Patil, Akurdi, Pune. Foi galardoada com o prémio de melhor estudante cessante do ano de 2023-24. Participou em várias conferências nacionais e internacionais. Participou também em vários concursos de apresentação de cartazes, construção de modelos, concursos de elocução, etc. Obteve 2nd posições no concurso de redação a nível nacional organizado pela Universidade de Panjab. É autora de um livro intitulado "Compreender a doença e a ação dos medicamentos para curar".

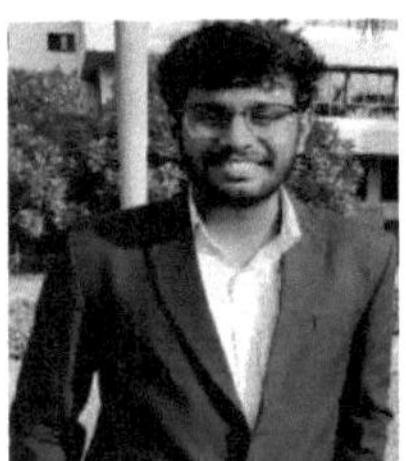

Joel Nadar , completou a sua licenciatura na Faculdade de Farmácia Dr. D. Y Patil, Akrudi, Pune. Foi membro do Comité de Alumina da Faculdade de Farmácia Dr. D. Y. Patil. Participou em vários concursos de perguntas e respostas e concursos de construção de modelos. Participou também em várias conferências e apresentou cartazes. Publicou vários artigos de revisão e alguns capítulos de livros em diferentes revistas.

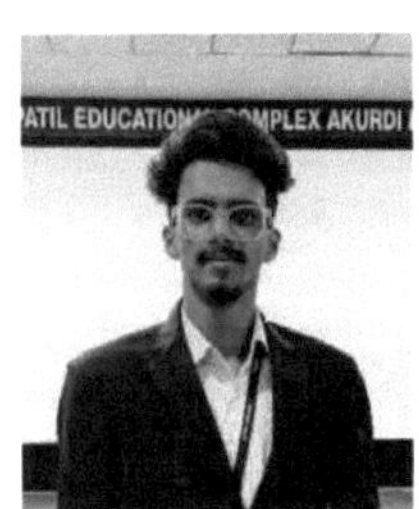

O Sr. Prathamesh Jadhav concluiu a sua licenciatura na Faculdade de Farmácia Dr. D. Y Patil, Akurdi, Pune. Foi membro do Comité de Alumina da Faculdade de Farmácia Dr. D.Y. Patil. Participou em várias conferências nacionais e internacionais e apresentou posters. Publicou vários artigos de revisão e alguns capítulos de livros em diferentes revistas. É autor de um livro intitulado "Compreender a doença e a ação dos medicamentos para curar".

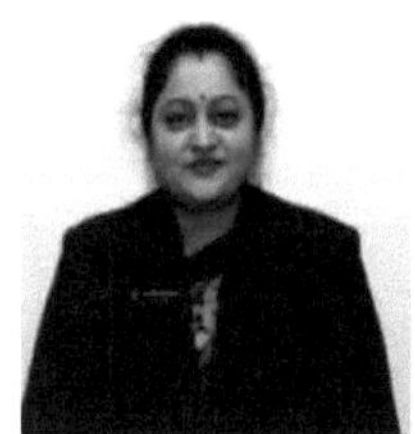

A Dra. Shilpa P Chaudhari trabalha como Professora e Diretora do Departamento de Farmácia na Faculdade de Farmácia Dr. D. Y. Patil, Akurdi. Tem um total de 24 anos de experiência de ensino. Tem 105 publicações de investigação e 22 apresentações feitas em várias revistas e conferências nacionais e internacionais. É autora de 6 livros e 2 capítulos de livros. Orientou 70 estudantes de M.Pharm e atualmente 5 estudantese, atualmente, 5 estudantes são galardoados com o doutoramento e orienta 1 estudante. Recebeu duas vezes o prémio R.L.Nicore de melhor artigo de investigação farmacêutica da APTI pela publicação no IJPER.

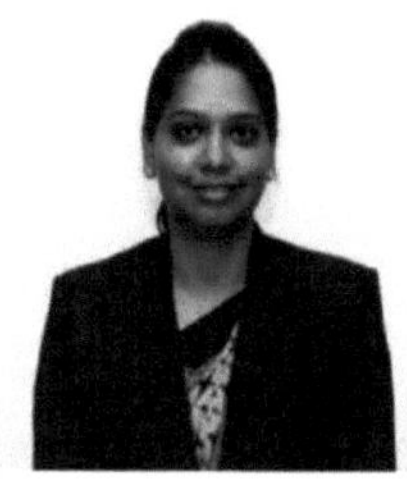

Priyatama Vijaysing Powar concluiu o mestrado em Farmácia (Biotecnologia Farmacêutica) pela Universidade Rajiv Gandhi de Ciências da Saúde de Bangalore, Karnataka, e o doutoramento em Farmácia pela Universidade Savitribai Phule Pune, Pune, Índia. Tem um total de 10 anos de experiência como professora assistente na Faculdade de Farmácia Dr. D. Y Patil, Akurdi, Pune 411044. Publicou vários trabalhos de investigação nacionais e internacionais e artigos de revisão em diferentes revistas de renome relacionadas com o domínio da farmácia.

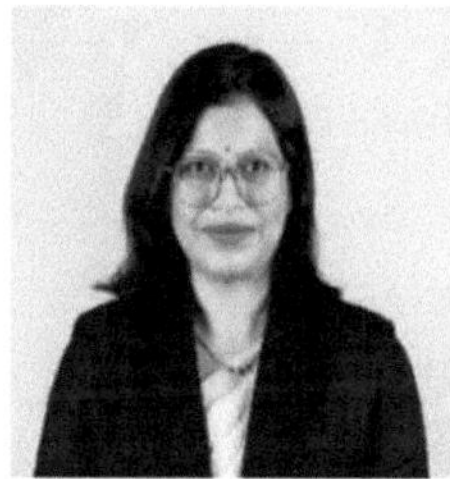

A Dra. **Sarika Ankushrao Nikam** concluiu o mestrado e o doutoramento em Farmácia na Universidade Savitribai Phule Pune, Pune, Índia. É farmacêutica registada no Conselho Farmacêutico do Estado de Maharashtra, Maharashtra. Tem um total de 09 anos de experiência como Professora Assistente na Faculdade de Farmácia Dr. D. Y. Patil, Akurdi, Pune 411044. Trabalhou como revisora em diferentes revistas científicas e publicou artigos de investigação e revisão em várias revistas nacionais e internacionais relacionadas com o domínio da farmácia.

ÍNDICE

CAPÍTULO -1- INTRODUÇÃO AOS NIOSOMAS

INTRODUÇÃO

Os niosomas, cujo nome deriva do termo grego "nios", que significa "sabão", representam um avanço revolucionário nos sistemas de administração de medicamentos, proporcionando um meio de libertação precisa e controlada de compostos terapêuticos. As origens dos niosomas podem ser atribuídas às ideias pioneiras de Paul Ehrlich em 1909, que imaginou a libertação selectiva de medicamentos em células doentes, preservando os tecidos saudáveis. Esta noção visionária serviu de inspiração para a criação dos niosomas, que são vesículas nanométricas que se distinguem por uma estrutura complexa composta principalmente por surfactantes não iónicos e colesterol.

Os niosomas representam uma plataforma versátil e flexível para a administração de medicamentos, apresentando várias vantagens em relação aos sistemas tradicionais. A sua biocompatibilidade e biodegradabilidade inerentes reduzem a probabilidade de reacções adversas e danos ambientais. Além disso, o seu mecanismo de libertação controlada e bem ajustado garante resultados terapêuticos óptimos e promove a adesão dos doentes aos regimes de tratamento. Além disso, os niosomas oferecem o potencial para a administração de fármacos orientados, permitindo que os medicamentos sejam entregues com precisão no local específico de ação, reduzindo assim a toxicidade sistémica e melhorando consideravelmente a eficácia terapêutica.

Recentemente, os niosomas tornaram-se um ponto focal na indústria farmacêutica, cativando o interesse de investigadores e clínicos devido ao seu potencial para revolucionar os métodos de administração de medicamentos em vários contextos médicos. Os niosomas demonstram uma capacidade impressionante de encapsular uma gama diversificada de compostos terapêuticos, abrangendo substâncias hidrofílicas e lipofílicas, servindo assim como uma plataforma versátil para a inovação e exploração. Quer melhorando a biodisponibilidade de medicamentos já estabelecidos, quer permitindo a administração de novas terapêuticas, os niosomas constituem uma via promissora para melhorar os resultados no domínio da saúde e enfrentar os desafios médicos ainda não satisfeitos.

As caraterísticas distintivas e as aplicações versáteis dos niosomas suscitaram um grande entusiasmo pela investigação, resultando em progressos notáveis na sua formulação e aplicação. Estas estruturas vesiculares são aplicáveis num espetro de vias de administração, abrangendo a administração ocular, transdérmica, pulmonar e oral, bem como a travessia da barreira hemato-encefálica. Esta versatilidade sublinha a sua utilidade em diversos cenários clínicos, prometendo soluções inovadoras para os desafios da administração de medicamentos.

O avanço e o aperfeiçoamento dos niosomas apresentam vários obstáculos, como a garantia da estabilidade, a regulação da cinética de libertação do fármaco e a melhoria da precisão do alvo. No entanto, os esforços de investigação em curso persistem em decifrar as complexidades da libertação de fármacos mediada por niosomas, abrindo caminho a novas perspectivas e descobertas. Estes esforços alimentam a inovação e a exploração, fazendo avançar o campo apesar dos desafios encontrados pelo caminho.

HISTÓRIA DOS NIOSOMAS:-

As origens dos niosomas remontam à década de 1970, quando investigadores da indústria cosmética observaram pela primeira vez a formação espontânea de vesículas a partir de tensioactivos não iónicos. Esta descoberta lançou as bases para o subsequente desenvolvimento e utilização de niosomas. Num marco significativo para os sistemas de administração de medicamentos, a L'Oreal surgiu como pioneira em 1975 ao patentear as primeiras formulações de niosomas.

Durante a década de 1980, os niosomas chamaram a atenção para a administração de medicamentos, particularmente no domínio dos medicamentos anticancerígenos. Em 1985 e 1986, Azmin et al. efectuaram uma investigação inovadora que demonstrou a capacidade das formulações de niosomas para alterar o perfil farmacocinético, a distribuição nos órgãos e o metabolismo de medicamentos como o metotrexato em modelos animais. Esta investigação marcou um momento crucial na compreensão do potencial dos niosomas para melhorar a eficácia da administração de medicamentos.

Desde a sua descoberta inicial, os niosomas continuaram a suscitar um interesse crescente em diversas indústrias, incluindo a farmacêutica, a cosmética e a alimentar. Este interesse crescente reflecte-se na publicação de mais de 1200 artigos de investigação, aproximadamente 200 patentes e 6 ensaios clínicos dedicados à exploração das potenciais aplicações dos niosomas. Uma das caraterísticas mais marcantes dos niosomas é a sua versatilidade em termos de estrutura, morfologia e tamanho. Possuem a capacidade de encapsular fármacos hidrofílicos e lipofílicos, posicionando-os como candidatos promissores para sistemas de administração de fármacos capazes de responder a uma vasta gama de necessidades terapêuticas.

Além disso, o desenvolvimento dos niosomas insere-se no contexto histórico mais vasto da administração de fármacos específicos. O conceito de dirigir os medicamentos especificamente para as células doentes foi inicialmente imaginado por Paul Ehrlich em 1909, sendo os niosomas um dos muitos transportadores de medicamentos utilizados para concretizar esta visão. Juntamente com a imunoglobulina, as proteínas do soro, as microesferas, os lipossomas e os polímeros sintéticos, os niosomas contribuem para uma abordagem inovadora que visa a administração eficiente e direcionada de medicamentos. À medida que a investigação neste domínio avança, os niosomas estão preparados para assumir um papel cada vez mais significativo no avanço das intervenções terapêuticas em vários sectores médicos e industriais.

VANTAGENS DOS NIOSOMAS:

i. Em comparação com os lipossomas, os niosomas oferecem uma estabilidade química superior, atividade osmótica e um prazo de validade mais longo.

ii. A presença de grupos funcionais na cabeça hidrofílica permite uma fácil formação e modificação da superfície dos niosomas.

iii. Os niosomas são menos tóxicos e mais compatíveis devido à sua ausência de carga.

iv. Os niosomas são biodegradáveis pelos sistemas biológicos e não induzem reacções imunogénicas.

v. Os niosomas podem encapsular tanto fármacos hidrofílicos como hidrofóbicos.

vi. Os niosomas podem melhorar a biodisponibilidade dos ingredientes farmacêuticos activos, aumentando a estabilidade física e biológica.

vii. A adesão do doente é melhorada, uma vez que os niosomas podem ser administrados como suspensões aquosas.

viii. Os niosomas são adequados para administração por várias vias, incluindo oral, parentérica, transdérmica, ocular e pulmonar.

ix. A forma, o tamanho e o aprisionamento do fármaco nos niosomas podem ser modificados através do ajuste de parâmetros como os aditivos, a sua proporção ou a sua combinação.

x. Os niosomas podem facilitar a administração direcionada, controlada e sustentada de medicamentos.

DESVANTAGENS DOS NIOSOMAS:

i. As formulações de niosomas podem apresentar instabilidade física.

ii. A presença de cargas opostas na superfície das vesículas dos niosomas pode levar à fusão das vesículas.

iii. Os niosomas podem agregar-se se não forem seguidos métodos de preparação adequados.

iv. Nalguns casos, pode ocorrer a hidrólise de fármacos aprisionados.

v. Em alguns casos, pode ser observada uma carga insuficiente do medicamento.

vi. A formulação de niosomas pode ser um processo moroso.

CAPÍTULO -2- FORMAÇÃO DE NIOSOMAS

ESTRUTURA DOS NIOSOMAS:

Os niosomas são estruturas esféricas compostas por arranjos lamelares microscópicos, que podem ser unilamelares ou multilamelares por natureza (ver Figura 1). A bicamada destas estruturas é construída a partir de tensioactivos não iónicos, por vezes em conjunto com colesterol e um indutor de carga.

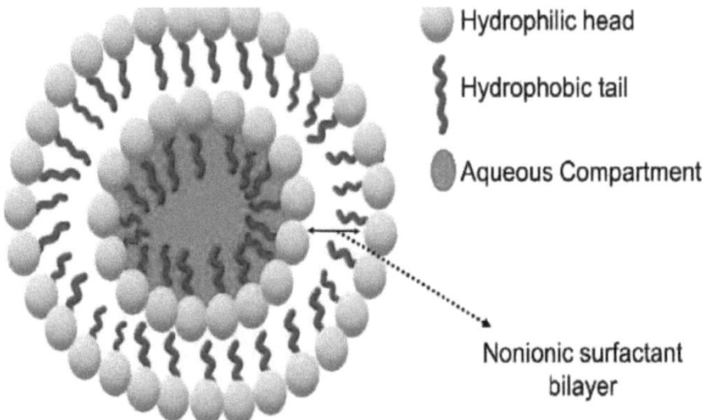

Figura 1:. Estrutura atípica do mosome

1.) Tensioactivos não-iónicos: Os tensioactivos não-iónicos pertencem a uma classe de tensioactivos

caracterizados pela ausência de grupos carregados nas suas cabeças hidrofílicas. São conhecidos pela sua estabilidade, biocompatibilidade e menor toxicidade em comparação com os seus homólogos aniónicos, anfotéricos ou catiónicos. Por conseguinte, são preferidos para a formação de niosomas estáveis, tanto para aplicações in vitro como in vivo. Os tensioactivos não-iónicos são moléculas anfifílicas compostas por duas regiões distintas: uma hidrofílica (solúvel em água) e a outra hidrofóbica (solúvel em produtos orgânicos). As principais classes de tensioactivos não-iónicos utilizados na produção de biossomas incluem éteres alquílicos, ésteres alquílicos, amidas alquílicas e ácidos gordos. A seleção de moléculas de tensioactivos para a preparação de niossomas é influenciada por factores como o equilíbrio hidrofílico-lipofílico (HLB) e os valores do parâmetro crítico de empacotamento (CPP), que desempenham um papel crucial na determinação da eficácia e estabilidade dos niossomas resultantes.

2.) Colesterol: Na estrutura da bicamada dos niosomas, o colesterol desempenha um papel crucial

através da formação de ligações de hidrogénio com as cabeças hidrofílicas dos surfactantes. O teor de colesterol dos niosomas tem um impacto significativo nas suas estruturas e propriedades físicas, incluindo a eficiência do aprisionamento, a estabilidade a longo prazo, a cinética de libertação da carga útil e a bioestabilidade. Ao aumentar a rigidez das vesículas, o colesterol contribui para estabilizar os niosomas contra os efeitos desestabilizadores induzidos pelos componentes do plasma e do soro. Além disso, o colesterol reduz a permeabilidade das vesículas às moléculas aprisionadas, inibindo assim a fuga. Estes efeitos contribuem coletivamente para a estabilidade e funcionalidade globais dos niosomas como veículos de administração de fármacos.

3.) Molécula carregada: A inclusão de moléculas carregadas nas formulações de niosomas serve para aumentar a estabilidade das vesículas através da introdução de grupos carregados na bicamada da vesícula. Este aumento aumenta a densidade da carga superficial, atenuando assim a agregação das vesículas. O fosfato de dicetilo e o ácido fosfatídico são normalmente utilizados como moléculas com carga negativa na preparação de niosomas, enquanto a estearilamina e o cloreto de estearilpiridínio são escolhas bem estabelecidas para moléculas com carga positiva em formulações niosomais. Normalmente, as moléculas carregadas são incorporadas nas formulações niosomais em concentrações que variam entre 2,5% e 5% mol. No entanto, exceder esta concentração pode dificultar a formação de niosomas. Encontrar o equilíbrio ideal na quantidade de moléculas carregadas é crucial para obter formulações de niosomas estáveis sem comprometer a sua integridade ou funcionalidade.

TIPOS DE NIOSOMAS:

Os niosomas são classificados com base no número de bicamadas presentes (como MLV, SUV), no tamanho (LUV, SUV) ou no método de preparação (REV, DRV). Vamos explorar mais:

i) Pequena Vesícula Uni-lamelar (SUV): Estas vesículas variam tipicamente em tamanho de 0,025 a 0,05 pm ou 25-50 nm.

ii) Vesícula multi-lamelar (MUV): Estas vesículas têm um tamanho médio que varia entre 0,5 e 10 pm de diâmetro.

iii) Vesícula unilamelar grande (LUV): As grandes vesículas uni-lamelares têm um tamanho médio de cerca de 100 nm.

Outros tipos de niosomas incluem:

1. Biossomas de Bola Surfactante: Estas vesículas contêm ómega-hexadecil-bis-(1-aza-18 coroa-6) (surfactante bola), Span-80 e colesterol numa proporção molar de 2:3:1. Os surfactantes bola foram recentemente incorporados em niosomas para preparação.

2. Aspasomas: Os aspassomas são formados a partir de uma combinação de palmitato de ascorbilo, fosfato de diacetilo lipídico altamente carregado e colesterol. Podem ser hidratados para formar niosomas e são utilizados no tratamento de doenças reactivas do oxigénio e para melhorar a penetração transdérmica de medicamentos.

3. Niosomas contendo hidroxipropilmetilcelulose: Estes niosomas são incorporados numa base contendo 10% de glicerina e hidroxipropilmetilcelulose.

4. Niosomas deformáveis: Constituídos por um tensioativo não iónico, etanol e água, os niosomas deformáveis são pequenas vesículas capazes de atravessar facilmente os poros do estrato córneo, aumentando o poder de penetração.

5. Niosomas poliédricos: Estes niosomas são compostos por uma combinação de hexadecil éter diglicerol (C16 G2), colesterol e poloxetileno 24 éter colesterílico (Solulan C24). Podem adotar formas de disco, esféricas, tubulares ou poliédricas, dependendo da proporção molar dos componentes.

6. Pró-niossomas: Os pró-niossomas são constituídos por surfactante e transportador e servem como fase inicial na formação de niossomas. Ajudam a atenuar problemas como a agregação, a fusão e a fuga associadas aos niossomas.

7. Discomas: Os discomas, grandes niosomas em forma de disco, formam-se em condições específicas do diagrama de fases dos tensioactivos não iónicos. São utilizados como transportadores para a administração sustentada de medicamentos nas regiões oculares.

CAPÍTULO -3- MÉTODOS DE PREPARAÇÃO DE NIOSOMAS

INTRODUÇÃO

Os niosomas são pequenas vesículas constituídas por tensioactivos não iónicos que actuam como veículos de administração de medicamentos. Tal como os lipossomas, os niosomas são à base de fosfolípidos, mas são mais estáveis do que os lipossomas e podem conter uma gama mais vasta de fármacos.

Os niosomas são capazes de encapsular fármacos hidrofóbicos e hidrofílicos. Isto torna-os uma plataforma ideal para a administração de fármacos, e estão a ser estudados para uma variedade de aplicações, tais como a administração de fármacos específicos, a administração a longo prazo e o aumento da biodisponibilidade dos fármacos.

MÉTODOS DE PREPARAÇÃO DE NIOSOMAS

Os niosomas podem ser preparados utilizando uma variedade de técnicas; o método selecionado dependerá das qualidades particulares necessárias para a formulação do niosoma.

1. Método de hidratação de película fina

Esta é a técnica de preparação de niosomas mais frequentemente utilizada. Para criar uma película fina, o tensioativo e outros componentes lipídicos são dissolvidos num solvente orgânico como o etanol ou o clorofórmio. Em seguida, o solvente orgânico evapora-se, deixando as paredes do recipiente cobertas por uma fina camada de lípidos. Os niosomas surgem como resultado da hidratação da película com uma fase aquosa.

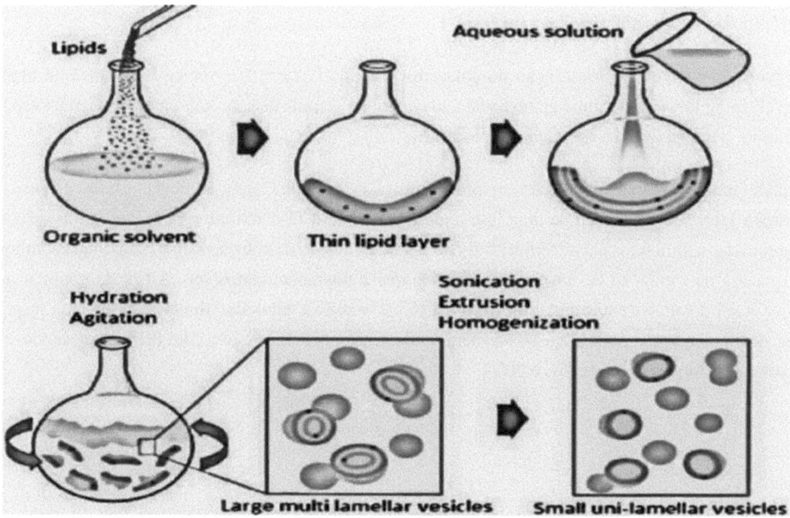

Fig- 2 Processo do método de hidratação de película fina

Com esta técnica, as cargas hidrofílicas, como os ingredientes hidrofílicos à base de oligonucleótidos, podem ser dissolvidas nos meios de hidratação e incorporadas passivamente nos lipossomas através do processo de hidratação, bem como os fármacos lipofílicos que podem dissolver-se com os lípidos antes da formação da película fina.

-A flexibilidade na formulação de niosomas é possível graças à adaptabilidade do método de hidratação em película fina a uma gama de lípidos e tensioactivos não iónicos. -Eficiência de encapsulamento: Esta técnica funciona bem para uma variedade de aplicações farmacêuticas, uma vez que frequentemente produz uma excelente eficiência de encapsulamento para medicamentos hidrofílicos e hidrofóbicos. -Aumento do potencial de dimensão: Com uma otimização adequada, o processo pode ser aumentado para níveis de produção industrial.	-Demora muito tempo: A técnica de hidratação em película fina pode demorar algum tempo, especialmente enquanto a película lipídica está a ser formada por evaporação. -Sensibilidade à temperatura: Para obter resultados repetíveis, o processo pode ser sensível a alterações de temperatura. É necessário um controlo cuidadoso. -Solvente residual: A presença de solventes residuais na formulação acabada do niosoma pode levantar questões, dependendo do solvente orgânico selecionado. Qualquer solvente residual deve ser eliminado seguindo os procedimentos de purificação corretos.

Fig- 3 Prós e contras do método de hidratação em película fina

2. Método de evaporação em fase inversa:

Esta abordagem envolve a dissolução do colesterol e do surfactante não-iónico num solvente orgânico imiscível em água para criar uma emulsão de água em óleo. Depois disso, o solvente orgânico é evaporado da emulsão, o que provoca a formação de niosomas.

Utilizando uma combinação de éter e clorofórmio, é criada uma solução de colesterol e tensioativo (proporção 1:1). Após a adição de uma fase aquosa contendo o fármaco a ser carregado, estas duas fases são submetidas a ultra-sons a uma temperatura de 4-5°C. A adição de solução salina tamponada com fosfato (PBS) resulta na formação de um gel transparente que é novamente sonicado. A fim de eliminar a fase orgânica, a temperatura é então aumentada para 40°C e a pressão é reduzida. Obtém-se assim uma suspensão viscosa de niosomas que pode ser utilizada para fabricar niosomas diluindo-a com PBS e aquecendo-a num banho de água durante dez minutos a 60°C.

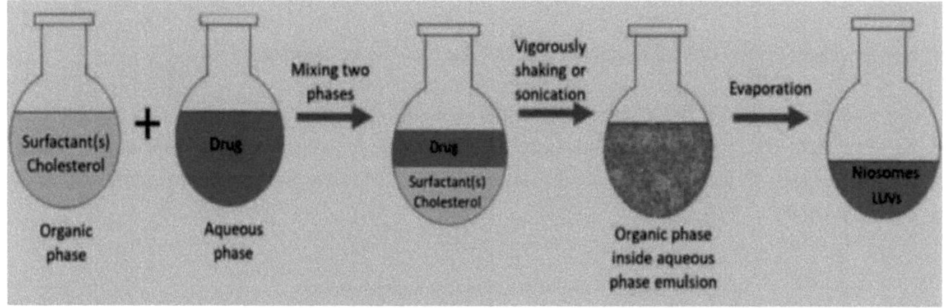

Fig- 4 Processo do método de evaporação em fase inversa

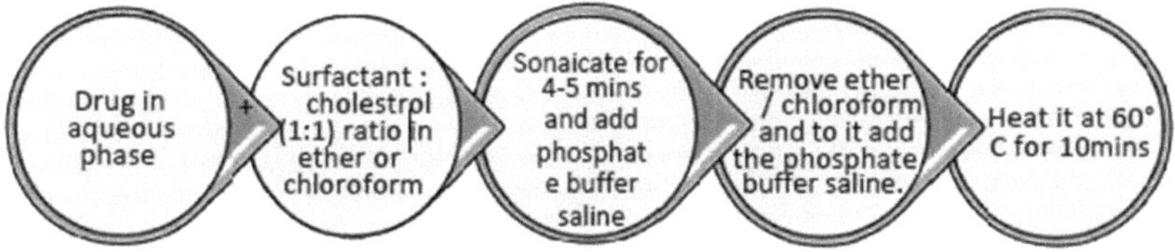

Fig- 5 Diagrama esquemático da preparação de niosomas utilizando a técnica de evaporação em fase inversa

• Alta eficiência de encapsulamento: Para produtos farmacêuticos hidrofílicos e hidrofóbicos, a abordagem REV produz frequentemente uma elevada eficiência de encapsulamento. Por conseguinte, pode ser utilizada com uma grande variedade de fármacos.	-Custo: Em comparação com abordagens menos complexas, o método REV pode ser globalmente mais dispendioso devido à necessidade de equipamento especializado e talvez de reagentes de melhor qualidade.
• Distribuição uniforme do tamanho: Isto é importante para aplicações de administração de fármacos porque os niosomas fabricados utilizando a abordagem REV têm frequentemente uma distribuição de tamanho bastante uniforme.	-Demora muito tempo: Os investigadores que procuram uma forma rápida de preparar niosomas podem descobrir que a abordagem REV demora mais tempo porque requer fases adicionais de emulsificação e evaporação.
• Redução de solventes residuais: O REV pode fornecer níveis mais baixos de solventes orgânicos residuais do que outras técnicas, o que aumenta a estabilidade e a segurança do produto final.	- Restrição dos tipos de lípidos: Em comparação com outras abordagens, o método REV pode ter menos tipos de lípidos que podem ser utilizados, o que poderia reduzir a adaptabilidade das formulações de niosomas.

Fig- 6 Prós e contras do método de evaporação em fase reversa

3. **Método de injeção de éter :**

Por este processo, o tensioativo é dissolvido em éter dietílico para criar uma solução.

O meio aquoso contendo o fármaco ou a água morna é então injetado com esta solução utilizando uma agulha de injeção (calibre 14) e mantido a 60°C. A criação de vesículas de camada única resulta da vaporização do éter. Dependendo das condições, podem formar-se niosomas com tamanhos de partículas que variam entre 50 e 1000pm3.

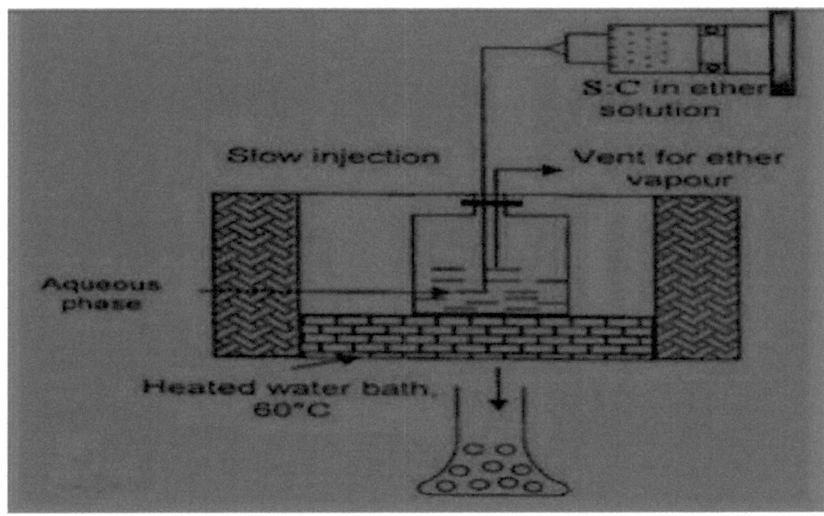

Fig- 7 Método de ejeção de éter

-Simplicidade: Em comparação com outras técnicas de preparação de niosomas, o método de injeção de éter é comparativamente simples e requer menos etapas. Devido à sua simplicidade, pode ser utilizado por investigadores com poucos recursos laboratoriais. -Formação rápida: Este processo permite que os niosomas se formem rapidamente. Os niosomas são criados quando as moléculas de surfactante se auto-organizam devido à rápida evaporação do éter que ocorre durante o procedimento de injeção.	-Preocupações com a saúde e a segurança: O éter é extremamente inflamável e volátil, especialmente o éter dietílico. Existem várias preocupações de saúde e segurança associadas à sua utilização, tais como a possibilidade de incêndio e exposição a fumos tóxicos. Para reduzir estes riscos, são essenciais práticas corretas de manuseamento, armazenamento e eliminação. - Preocupações ambientais: O éter é considerado um produto químico perigoso e uma gestão incorrecta da sua utilização pode levar à contaminação do ambiente. O ar, a água e o solo podem ficar contaminados em resultado de derrames ou de uma eliminação inadequada, pondo em perigo os ecossistemas e a saúde pública.

Fig- 8 Prós e contras do método de ejeção de éter

4. Método de sonicação

O método ultrassónico é uma técnica popular para a criação de vesículas. Um frasco de vidro de 10 ml contendo uma mistura de colesterol e surfactante tem uma fase aquosa que contém o agente ativo no tampão. A 60°C, a mistura é submetida a ultra-sons durante três minutos numa sonda sónica de titânio, resultando em niosomas minúsculos e de tamanho uniforme.

Utilizando o método de sonicação por sonda, foram produzidos niosomas carregados com rifampicina como modelo de fármaco para produtos farmacêuticos pouco solúveis.

Técnica de injeção de gorduras Ao não utilizar solventes orgânicos - que são dispendiosos e arriscados de utilizar in vivo - esta abordagem permite poupar dinheiro. O colesterol derretido e o surfactante são adicionados a uma fase aquosa aquecida contendo moléculas de fármacos dissolvidas para produzir niosomas.

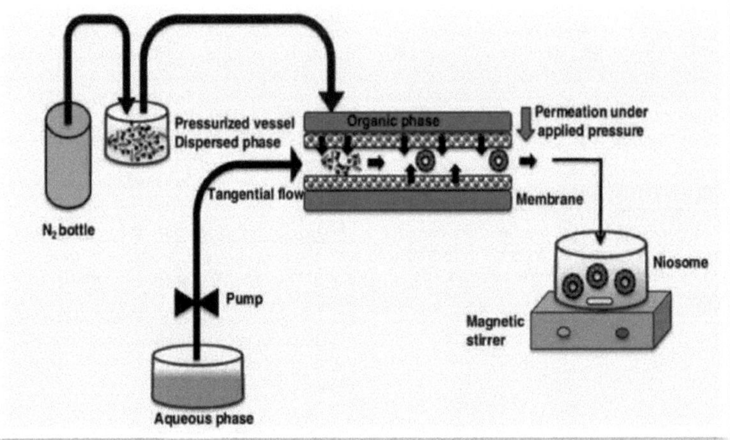

Fig- 9 Método de sonicação

- Mistura e homogeneização eficazes: A sonicação é uma ferramenta útil para distribuir uniformemente os componentes, misturando e homogeneizando eficazmente as amostras. Isto é especialmente útil para as indústrias de processamento de alimentos, cosmética e farmacêutica.
- Rutura de estruturas celulares: A sonicação tem a capacidade de romper membranas celulares e organelos em aplicações biológicas e bioquímicas, libertando conteúdos intracelulares. Isto é frequentemente utilizado para extrair proteínas, ADN, ARN e outras macromoléculas das células por lise.
- Desgaseificação e desaeração: Através da sonicação de líquidos para eliminar gases dissolvidos e bolhas de ar, as amostras podem ser tornadas mais estáveis e puras. Isto é crucial para tarefas como a preparação de soluções sem bolhas e a desgaseificação de solventes para métodos analíticos como a HPLC (Cromatografia Líquida de Alto Desempenho).

- Geração de calor: Durante o processo de cavitação, a energia mecânica é transformada em energia térmica, o que permite que a sonicação produza calor. O sobreaquecimento pode desnaturar moléculas susceptíveis ao calor ou alterar as caraterísticas da amostra de uma forma desfavorável.
- Possíveis danos nas amostras: A radiação ultra-sónica forte tem o potencial de danificar amostras, especialmente amostras biológicas que são delicadas ou materiais que têm estruturas sensíveis. As partículas podem quebrar-se ou agregar-se como resultado de uma sonicação prolongada ou intensa.
- Profundidade de penetração limitada: Especialmente em materiais espessos ou viscosos, as ondas ultra-sónicas têm uma profundidade de penetração limitada. Isto pode resultar num manuseamento inconsistente e num processamento insuficiente, necessitando de mais fases ou abordagens diferentes para garantir um tratamento abrangente.

Fig-10 Prós e contras do método de sonicação

5. Método da coluna de bolhas

Trata-se de uma tecnologia relativamente nova que permite a síntese de niosomas sem a necessidade de solventes orgânicos.

A unidade de borbulhamento é constituída por um balão de fundo redondo com três gargalos, submerso num banho de água para regular a temperatura.

O primeiro e o segundo gargalos incluem um refluxo e um termómetro arrefecidos a água, enquanto o terceiro gargalo é onde o azoto é fornecido.

A 70°C, o colesterol e o surfactante são combinados num tampão de pH 7,4. Esta dispersão é combinada com um homogeneizador de alto cisalhamento durante 15 segundos e depois é borbulhada a 70°C com gás nitrogénio para produzir niosomas.

Este processo envolve o borbulhar de um gás através de uma solução de colesterol dissolvido num solvente orgânico e num surfactante não iónico.

Os niosomas são formados como resultado das bolhas resultantes, e a sonicação pode ser utilizada para proporcionar uma distribuição de tamanho mais consistente. As vantagens destas abordagens variam no que diz respeito à simplicidade, escalabilidade, eficiência de encapsulamento e controlo do tamanho das vesículas, permitindo aos investigadores selecionar a melhor estratégia de acordo com os requisitos e limitações de aplicações específicas. Além disso, podem ser investigadas alterações e amálgamas destas técnicas para personalizar as caraterísticas dos niosomas para utilizações específicas de distribuição de medicamentos.

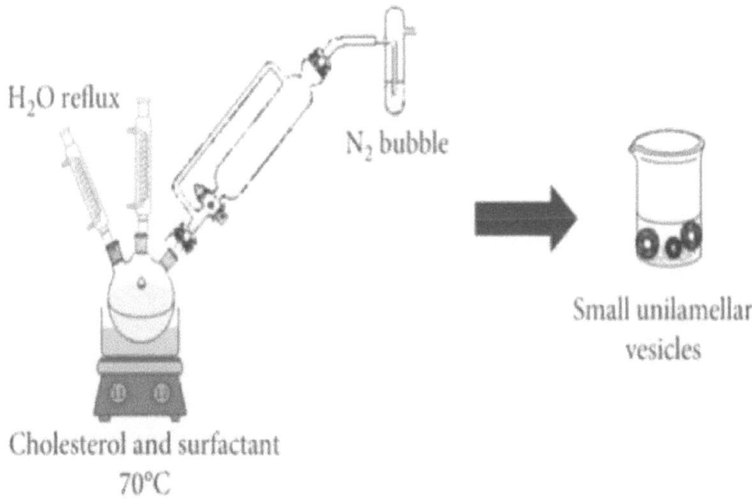

Fig- 11 Método da coluna de bolhas

• Altas taxas de transferência de massa: Como as bolhas de gás distribuídas geram uma grande área interfacial, as colunas de bolhas facilitam uma transferência de massa eficiente entre as fases gasosa e líquida. Isto promove uma rápida troca de nutrientes, gases ou reagentes, o que melhora a produtividade e a cinética das reacções.

• Mistura uniforme: Os componentes são distribuídos uniformemente pela fase líquida devido à intensa mistura causada pelas bolhas de gás ascendentes no interior da coluna. Isto aumenta a eficácia do processo e a qualidade do produto, reduzindo os gradientes de concentração e garantindo condições de reação estáveis.

• Transferência de massa limitada a caudais de gás elevados: Embora as colunas de bolhas facilitem uma transferência de massa eficaz, as bolhas podem subir ou coalescer demasiado depressa com caudais de gás elevados, diminuindo a área interfacial eficaz e a eficiência da transferência de massa. As velocidades de reação e os rendimentos dos produtos podem ser afectados por esta restrição, especialmente em procedimentos que requerem um elevado contacto gás-líquido.

• Distribuição Não-Uniforme de Gás: O tamanho e a distribuição irregular das bolhas ao longo da secção transversal da coluna podem resultar da distribuição não uniforme do gás em colunas de bolhas de grande escala. Podem surgir variações localizadas nas taxas de reação, na intensidade da mistura e na qualidade do produto, necessitando da implementação de passos adicionais para garantir a uniformidade.

Fig- 12 Prós e contras do método da coluna de bolhas

CAPÍTULO -4- CARACTERIZAÇÃO DOS NIOSOMAS

A caraterização dos niosomas é fundamental para a sua utilidade clínica, uma vez que influencia diretamente a sua estabilidade e desempenho no organismo. Vários parâmetros, incluindo a morfologia, o tamanho, o índice de polidispersão (PI), o número de lamelas, o potencial zeta, a eficiência de encapsulamento e a estabilidade, desempenham papéis cruciais e necessitam de uma avaliação exaustiva.

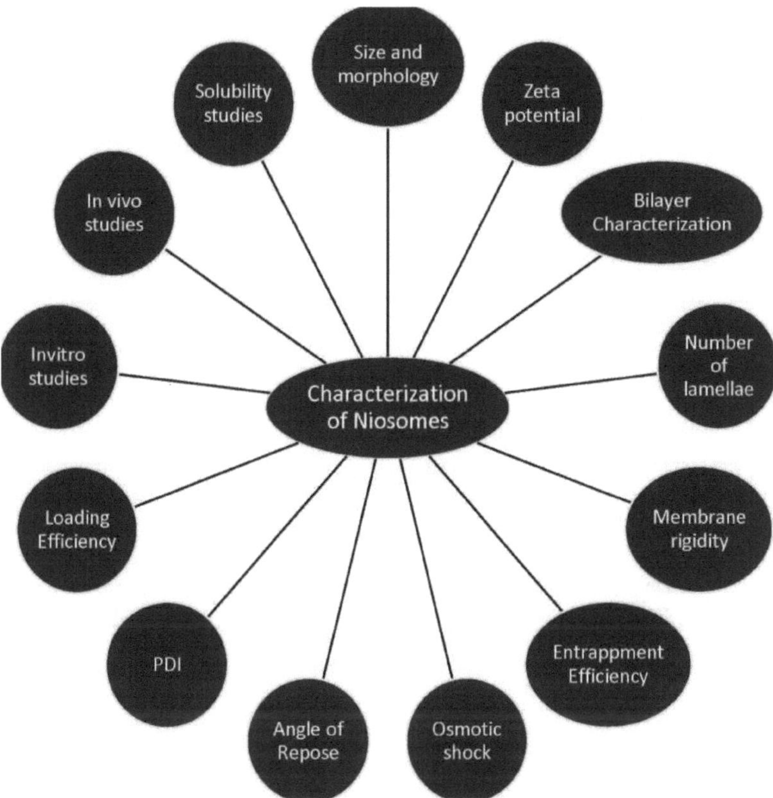

Fig. 13 Diversas caracterizações dos niosomas

1.) Tamanho e morfologia:

A dispersão dinâmica da luz (DLS), a microscopia eletrónica de varrimento (SEM), a microscopia eletrónica de transmissão (TEM), a microscopia eletrónica de replicação por fratura por congelação (FF-TEM) e a microscopia eletrónica de criotransmissão (cryo-TEM) são métodos amplamente utilizados para analisar os tamanhos e a morfologia dos niosomas. A DLS oferece conhecimentos valiosos ao fornecer informações cumulativas sobre o tamanho e a homogeneidade das partículas na solução. Um pico nítido e distinto no perfil DLS sugere a presença de uma única população de dispersores. O Índice de Polidispersidade (PI) complementa esta análise, em que um valor inferior a 0,3 indica uma população homogénea em sistemas coloidais. O tamanho das partículas do niosoma é uma caraterística crítica, e a DLS é particularmente útil para fornecer esta informação. Além disso, a microscopia eletrónica de varrimento (SEM) é utilizada para estudar a morfologia da superfície dos niosomas, incluindo aspectos como a redondeza, a suavidade e a presença de agregados. Estas técnicas microscópicas desempenham um papel significativo na caraterização da morfologia dos niosomas, ajudando na sua análise e compreensão abrangentes.

2.) Potencial zeta:

O potencial zeta representa a carga eléctrica presente na superfície dos niosomas. Esta carga resulta dos componentes ou ingredientes utilizados durante o fabrico. A determinação do potencial zeta da superfície dos niosomas é possível através de instrumentos como o zetasizer e os instrumentos DLS (Dynamic Light Scattering). A carga superficial dos niosomas é um fator crucial que influencia o seu comportamento. Em geral, os niosomas carregados tendem a apresentar uma maior estabilidade contra a agregação em comparação com as vesículas não carregadas. Esta estabilidade é atribuída à repulsão eletrostática entre partículas de carga semelhante, que as impede de se aproximarem e de se agregarem. Por conseguinte, a compreensão do potencial zeta dos niosomas é essencial para prever a sua estabilidade e otimizar a sua formulação para várias aplicações.

3.) Caracterização da bicamada:

A formação de uma vesícula em bicamada a partir de tensioactivos não iónicos é caracterizada por uma formação em X cruzada observável sob microscopia de polarização da luz. Este padrão distinto indica a disposição das moléculas de tensioativo na estrutura da bicamada. Para caraterizar a espessura da bicamada, a dispersão de raios X a baixo ângulo pode ser utilizada em conjunto com técnicas de difração de raios X por dispersão de energia in situ. Estes métodos fornecem informações valiosas sobre as propriedades estruturais dos niosomas, permitindo aos investigadores analisar a organização e as dimensões da membrana da bicamada com elevada precisão e pormenor.

4.) Número de lamelas:

Existem várias técnicas disponíveis para determinar o número de lamelas nos niosomas:

- Microscopia de força atómica (AFM): A AFM permite obter imagens de alta resolução de superfícies à escala nanométrica. Ao analisar a superfície dos niosomas, a AFM pode revelar pormenores sobre a sua estrutura, incluindo o número de lamelas presentes.

- Ressonância Magnética Nuclear (RMN): A espetroscopia NMR pode ser utilizada para estudar a estrutura molecular e a dinâmica dos niosomas. Ao analisar os espectros de RMN, os investigadores podem inferir informações sobre a organização das moléculas no interior das vesículas e, assim, determinar o número de lamelas.

- Espectroscopia de raios X de ângulo pequeno: A dispersão de raios X a pequenos ângulos (SAXS) é uma técnica poderosa para estudar a estrutura dos materiais à escala nanométrica. Ao analisar os padrões de dispersão produzidos quando os raios X interagem com os niosomas, os investigadores podem obter informações sobre a sua estrutura interna, incluindo o número de lamelas.

- Microscopia eletrónica: A microscopia eletrónica de transmissão (TEM) e a microscopia eletrónica de varrimento (SEM) são técnicas amplamente utilizadas para obter imagens da estrutura dos materiais em alta resolução. Examinando cortes transversais de niosomas com TEM ou a morfologia da superfície com SEM, os investigadores podem inferir o número de lamelas presentes com base nos padrões de camadas observados.

5.) Rigidez da membrana:

Para avaliar a rigidez da membrana, são utilizadas sondas de fluorescência para monitorizar a sua mobilidade em função da temperatura. A polarização da fluorescência, utilizando sondas como o 1,6-difenil-1,3,5- hexatrieno (DPH), serve para determinar a microviscosidade da membrana niosomal e inferir a estrutura de empacotamento. A DPH, uma sonda fluorescente comummente utilizada, é introduzida na dispersão niosomal. Tipicamente localizada na região hidrofóbica da membrana bicamada, as propriedades de fluorescência da DPH são sensíveis a alterações no seu microambiente, incluindo a fluidez da membrana. Ao medir a polarização da fluorescência da DPH, os investigadores podem avaliar a mobilidade da sonda no interior da membrana, fornecendo informações sobre a rigidez e a organização da membrana.

6.) Eficiência de aprisionamento:

A eficiência do aprisionamento (EE%) quantifica a proporção do fármaco administrado que fica encapsulado nos niosomas. Para determinar a EE%, qualquer fármaco livre não encapsulado pode ser separado da solução niosomal através de vários métodos, incluindo centrifugação, diálise ou cromatografia em gel.

Eficiência de aprisionamento = Quantidade de fármaco carregado no niossoma/Quantidade total de fármaco na suspensão X 100

- Centrifugação: O processo começa com a centrifugação por arrefecimento, em que a solução niosomal é submetida a uma separação centrífuga a uma velocidade de rotação inferior a 7000 g durante 30 minutos a 4°C. Este processo depende do peso molecular dos componentes envolvidos. Como resultado, formam-se duas camadas distintas: o líquido sobrenadante e os pellets de niosomas. O líquido sobrenadante é cuidadosamente removido e os grânulos de niosomas são lavados com água destilada ou com um tampão fosfato para eliminar qualquer fármaco não retido. Subsequentemente, a suspensão de péletes de niosomas é novamente centrifugada, facilitando a remoção completa de qualquer fármaco não aprisionado remanescente.

- Diálise: À temperatura ambiente, a suspensão aquosa niosomal é sujeita a diálise utilizando tubos de diálise, uma membrana de diálise ou um saco de celulose, empregando um meio de dissolução adequado. Em intervalos de tempo adequados, são retiradas amostras do meio de diálise, seguidas de centrifugação e análise da amostra para determinação do teor de fármaco por espetroscopia de UV ou HPLC.

- Cromatografia em gel: A cromatografia em gel envolve a utilização de uma coluna Sephadex-G-50 e uma fase móvel adequada, como tampão fosfato ou solução salina normal. Este método permite a eluição de qualquer fármaco não embalado presente na suspensão niosomal. A fração eluída é então submetida a análise utilizando uma técnica analítica adequada para determinar a presença e a quantidade de fármaco não encerrado.

7.) Choque osmótico:

As alterações no tamanho das vesículas podem ser avaliadas através de estudos osmóticos. Neste processo, a formulação de niosomas é exposta a soluções hipotónicas, isotónicas e hipertónicas durante 3 horas. Após este período de incubação, quaisquer alterações no tamanho das vesículas dentro da formulação são observadas sob microscopia ótica. As soluções hipotónicas têm uma concentração de soluto inferior à da formulação do niosoma, o que faz com que a água entre nas vesículas, levando potencialmente ao inchaço das mesmas. As soluções isotónicas têm uma concentração de soluto equivalente, resultando em alterações mínimas no tamanho das vesículas. Inversamente, as soluções hipertónicas possuem uma concentração de soluto mais elevada, o que leva a água a sair das vesículas, causando potencialmente o encolhimento das vesículas. Ao submeter a formulação do niosoma a estas diferentes condições osmóticas e ao observar quaisquer alterações resultantes no tamanho das vesículas, os investigadores podem obter informações sobre a estabilidade e a integridade dos niosomas em várias condições fisiológicas. Esta informação é valiosa para avaliar a adequação dos niosomas para aplicações de administração de medicamentos e para compreender o seu comportamento em ambientes biológicos.

8.) Ângulo de repouso:

O ângulo de repouso dos niosomas em pó seco pode ser determinado utilizando o método do funil. Nesta técnica, o pó do niosoma é vertido num funil fixo posicionado de modo a que o orifício de saída de 13 mm fique 5 cm acima de uma superfície negra nivelada. À medida que o pó flui através do funil, acumula-se para formar um pequeno monte cónico na superfície. Medindo a altura deste monte e o diâmetro da sua base, pode calcular-se o ângulo de repouso. Este ângulo reflecte a inclinação natural formada pelo pó empilhado e fornece informações valiosas sobre as propriedades de fluxo e coesão do pó de niosoma.

9.) PDI:

O Índice de Polidispersidade (PDI), também conhecido como "distribuição do tamanho das partículas", quantifica a uniformidade dos tamanhos das partículas numa amostra. Se uma amostra apresentar uma vasta gama de tamanhos de partículas, o valor do PDI tende a exceder 0,7, indicando um elevado nível de polidispersão. A medição do PDI para os niosomas envolve normalmente a análise espectroscópica de correlação de fotões. Durante a formulação dos niosomas, é imperativo que os fabricantes se esforcem por obter o valor mais baixo possível de PDI. Este esforço assegura que a distribuição do tamanho das partículas permanece estreita e uniforme, o que é crucial para manter um desempenho consistente e a eficácia da formulação do niosoma. A obtenção de um valor baixo de PDI contribui para a estabilidade e fiabilidade do produto, aumentando a sua adequação a várias aplicações farmacêuticas e biomédicas.

10.) Eficiência de carregamento:

A determinação do teor de fármaco na preparação de niosomas envolve a extração do fármaco dos niosomas utilizando ácido clorídrico 0,1M. Neste método, uma quantidade conhecida de niosomas (normalmente 50 mg) é agitada em 50 ml de ácido clorídrico até se obter uma dissolução completa. A solução resultante é então filtrada através de papel de filtro Millipore para remover quaisquer partículas. Subsequentemente, o conteúdo do fármaco na solução filtrada é quantificado utilizando espetroscopia UV num comprimento de onda de 254 nm, que é específico para as caraterísticas de absorção do fármaco. A absorvância da solução é medida e a concentração do fármaco é determinada utilizando uma curva de calibração preparada com concentrações conhecidas do padrão do fármaco.

A eficiência de carga (L) dos niosomas é calculada utilizando a seguinte fórmula:

L (%) = (Qn / Wn) x 100

Em que Qn é a quantidade de fármaco presente no niossoma e Wn é o peso do niossoma.

11.) Estudos in vitro:

A libertação de fármacos in vitro pode ser estudada das seguintes formas

- Tubos de diálise
- Diálise reversa
- Célula de difusão de Franz

a. Tubos de diálise - A libertação de fármacos in vitro pode ser conseguida utilizando tubos de diálise. Os niosomas são colocados num tubo de diálise pré-lavado que pode ser hermeticamente fechado. O saco de diálise é então dialisado contra um meio de dissolução adequado à temperatura ambiente, após alguns intervalos de tempo a amostra pode ser retirada do meio. a manutenção da condição de afundamento é essencial.

b. Diálise reversa - Esta é a técnica em que um pequeno tubo de diálise contendo 1 ml de meio de dissolução é colocado nos proniossomas. Os proniossomas são então deslocados para o meio de dissolução. Podemos fazer a diluição direta dos proniossomas com a ajuda deste método, mas a libertação rápida não pode ser quantificada com este método.

c. Célula de difusão de Franz - O método da célula de difusão de Franz também pode ser utilizado para estudar a difusão in vitro. Os proniossomas podem ser colocados na câmara dadora da célula de difusão de Franz, equipada com uma membrana de celofane. À temperatura ambiente, os proniossomas podem ser dialisados contra um meio de dissolução adequado. A intervalos regulares, a amostra é retirada e analisada quanto ao teor de fármaco através de um método adequado (UV, espetroscopia, HPLC, etc.), sendo essencial a manutenção da condição de afundamento.

12.) Estudos in vivo:

Os estudos in vivo dos niosomas dependem da via de administração, da concentração do fármaco, do efeito e do tempo de presença do fármaco em tecidos como o fígado, os pulmões, o baço e a medula óssea [9,87]. A distribuição tecidular de um fármaco pode ser estudada utilizando modelos animais. Para estudar o padrão de distribuição, os animais são sacrificados e vários tecidos, como o fígado, os rins, o coração, os pulmões e o baço, são removidos, lavados com tampão, homogeneizados e centrifugados. O sobrenadante é analisado para determinar o teor de fármaco.

13.) Estudos de estabilidade:

A estabilidade dos niosomas pode ser avaliada através da determinação do tamanho médio das vesículas, da distribuição do tamanho e da eficiência do aprisionamento ao longo de vários meses de armazenamento a diferentes temperaturas. Durante o armazenamento, os niosomas são amostrados a intervalos regulares e a percentagem de fármaco retido nos niosomas é analisada por espetroscopia UV ou métodos HPLC.

CAPÍTULO- 5 -FACTORES QUE AFECTAM OS NIOSOMAS

São muitos os factores que afectam as propriedades físicas e químicas do niosoma e que também afectam a formação da vesícula.

Type and structure of surfactant.
Cholestrol
Quantity of surfactant and lipid
Nature of drug
pH of hydration medium
Hydration time
Hydration temprature
Method of preparation
Factors affecting niosomes.

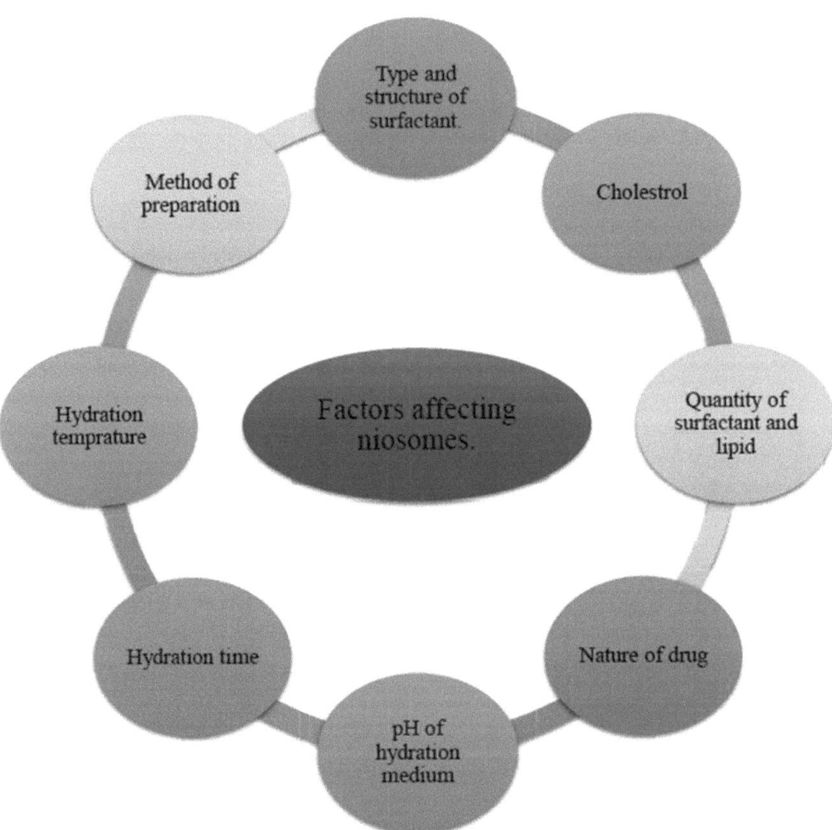

Fig. 14 Lista de factores que afectam os niosomas

1.) TIPO E ESTRUTURA DO TENSIOACTIVO:

É o HLB, a temperatura de transição para gel e a CPP de um tensioativo que influenciam o tipo de vesícula que se vai formar num processo.

- Equilíbrio hidrofílico-lipofílico (HLB):- O HLB é um parâmetro sem dimensão, que é a indicação da solubilidade da molécula do tensioativo. O valor HLB descreve o equilíbrio entre a parte hidrofílica e a parte lipofílica do tensioativo não-iónico. A gama de HLB varia entre 0 e 20 para os tensioactivos não-iónicos, sendo que o HLB mais baixo se refere a um tensioativo mais lipofílico e o HLB mais alto a um tensioativo mais hidrofílico. Os tensioactivos com um HLB entre 4 e 8 podem ser utilizados para a preparação de vesículas [42]. Os tensioactivos hidrofílicos com um valor de HLB entre 14 e 17 não são adequados para formar uma membrana bicamada devido à sua elevada solubilidade aquosa.

- Temperatura de transição do gel:- A temperatura de transição de fase pode ser outro fator importante que afecta a eficiência de aprisionamento. Por exemplo, o span 60 apresenta uma elevada eficiência de aprisionamento devido à sua elevada temperatura de transição [1,9,3335]. Os tensioactivos com temperatura de transição do gel inferior a 10 °C não são utilizados com iodetos, sais de mercúrio, salicilatos, sulfonamidas e taninos, substâncias fenólicas, porque podem causar oxidação.

- Parâmetro crítico de empacotamento (PCP):- Durante a preparação niosomal, a geometria da vesícula depende do parâmetro crítico de empacotamento. Com base no CPP de um tensioativo, é possível prever a forma das nanoestruturas formadas pela auto-montagem de moléculas anfifílicas. O parâmetro de empacotamento crítico depende da simetria do tensioativo e pode ser definido através da seguinte equação [50, 51]: CPP = V / *lc* x a0, (1) onde V é o volume do grupo hidrofóbico, *lc* é o comprimento crítico do grupo hidrofóbico, e *a0* é a área do grupo de cabeça hidrofílica.

Serão formadas micelas esféricas se a CPP for inferior a 1/2

Serão formadas micelas em bicamada se o CPP for superior a *Y2* mas inferior a 1 Serão formadas micelas invertidas se o CPP for superior a 1.

2.) COLESTEROL:

O colesterol afecta as caraterísticas da membrana dos niosomas da mesma forma que afecta as propriedades da membrana biológica. Reduz a flexibilidade da membrana e a permeação do fármaco através dela [4]. A quantidade de colesterol a ser utilizada depende do valor HLB do surfactante.

3.) QUANTIDADE DE TENSIOACTIVO E DE LÍPIDO:

Geralmente, a quantidade máxima de tensioativo e lípido utilizada para preparar o niosoma é de 1-2,5% p/p. Qualquer alteração no rácio tensioativo: colesterol altera a quantidade de fármaco aprisionado e a viscosidade do sistema também se altera. Qualquer alteração do rácio acima referido durante a fase de hidratação pode influenciar as propriedades dos niosomas.

4.) NATUREZA DA DROGA:

As propriedades do fármaco - como o peso molecular, as caraterísticas estruturais, o carácter hidrofílico ou lipofílico e o equilíbrio entre os dois - afectam o aprisionamento do fármaco [22]. O tamanho da vesícula pode aumentar devido à interação entre o fármaco e o tensioativo.

QUADRO 1 Natureza da droga que afecta o noisoma.			
Natureza do medicamento	Estabilidade	Fuga da vesícula	Outros bens
Macromolécula	Aumentar	Diminuir	-
Hidrofílico	Diminuir	Aumentar	-
Hidrofóbico	Aumentar	Diminuir	Melhorar a administração transdérmica
Anfifílico	-	Diminuir	Aumenta o encapsulamento

5.) pH DO MEIO DE HIDRATAÇÃO:

O pH do meio de hidratação é outro fator que pode influenciar a eficiência de absorção do fármaco. Por exemplo, o flurbiprofeno apresenta uma maior capacidade de absorção a um pH ácido (máximo de 94,6% a um pH de 5,5). A eficiência de aprisionamento do flurbiprofeno aumenta à medida que o pH diminui de 8 para 5,5 e a eficiência de aprisionamento diminui significativamente a pH 6,8.

6.) TEMPO DE HIDRATAÇÃO:

Um tempo de hidratação mais longo produz vesículas de pequenas dimensões.

7.) TEMPERATURA DE HIDRATAÇÃO:

A temperatura de hidratação afecta as propriedades estruturais dos niosomas. As alterações de temperatura também podem afetar a formação de vesículas [1,4,19,33,43]. Por exemplo, o C16: solulano C24 (91:9), forma vesículas poliédricas a 25 °C, mas após aquecimento a 48 °C, estas transformam-se em vesículas esféricas. Além disso, quando o arrefecimento inverso é efectuado de 55 °C para 35 °C, forma um grupo de pequenas vesículas esféricas a 49 °C e muda para vesículas poliédricas a 35 °C. Ao passo que não se observaram alterações na estrutura das vesículas quando a temperatura foi alterada e as vesículas foram formadas a partir de C16: colesterol: solulano C24.

8.) MODO DE PREPARAÇÃO:

O método de preparação também influencia as propriedades do niosoma. A vesícula de tamanho pequeno pode ser obtida pelo método de evaporação em fase inversa. O niosoma com tamanho mais pequeno e maior estabilidade pode ser preparado pelo método de microfluidização.

9.) RESISTÊNCIA AO STRESS OSMÓTICO:

Quando se adiciona uma solução hipertónica a uma suspensão niosomal, o tamanho do niosoma diminui. Quando os niossomas são mantidos em solução salina hipotónica, inicialmente incham com libertação lenta do fármaco, o inchaço pode dever-se à inibição do fluido de eluição das vesículas; mais tarde, observou-se uma fase de libertação mais rápida, e esta libertação rápida pode dever-se à rutura da estrutura mecânica do niossoma devido ao stress mecânico.

CAPÍTULO -6 - APLICAÇÕES DOS NIOSOMAS

INTRODUÇÃO

Na natureza, os niosomas são não imunogénicos, biocompatíveis e biodegradáveis. Ao proteger o medicamento das membranas biológicas, retardando a sua remoção da corrente sanguínea e exibindo o impacto pretendido no local de ação, os niosomas podem melhorar o desempenho de um medicamento.

As aplicações dos niosomas incluem a administração de genes, a orientação de medicamentos, a terapia antineoplásica, a administração de peptídeos, os transportadores de hemoglobina, os sistemas de administração transdérmica de medicamentos e os cosméticos.

APLICAÇÕES

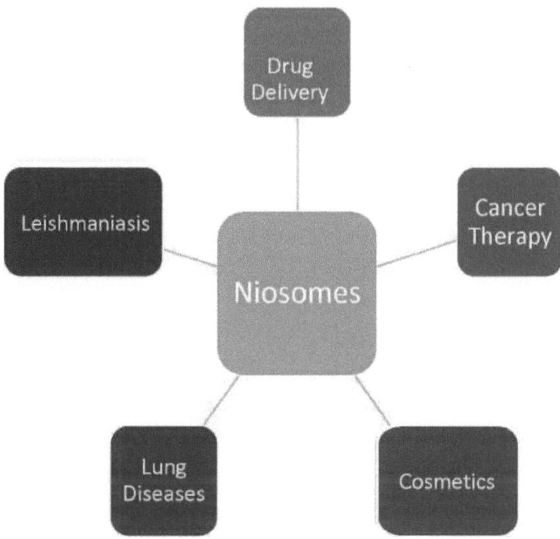

Fig. 15 Aplicação de niosomas

1. **Aplicações dos niosomas na administração de medicamentos**

- Os métodos de administração de fármacos baseados em niosomas por via transdérmica, parentérica e ocular têm sido objeto de extensa investigação.

- A taxa de penetração lenta dos métodos transdérmicos tradicionais pode ser ultrapassada através da administração niosomal por canais transdérmicos.

- Fármacos como o diclofenac, o flurbiprofeno e a nimesulida tornam-se mais biodisponíveis e eficazes quando incorporados em formulações niosomais. Em comparação com as formulações comerciais, a formulação niosomal revestida com quitosano de maleato de timolol para administração oftálmica tem um impacto mais forte na redução da pressão intraocular com menos efeitos cardiovasculares adversos.

- As formulações niosomais têm sido utilizadas em muitas outras aplicações medicinais devido às suas numerosas caraterísticas vantajosas.

- Aumento da solubilidade e estabilidade dos medicamentos: Ao envolver os medicamentos hidrofóbicos nas suas bicamadas lipídicas, os niosomas podem tornar os medicamentos pouco solúveis mais solúveis em água. Desta forma, a estabilidade e a biodisponibilidade dos medicamentos podem ser melhoradas.

- Libertação controlada: Os medicamentos podem ser libertados gradualmente e sob controlo utilizando os niosomas. A necessidade de dosagens frequentes pode ser reduzida por este perfil de libertação controlada, que pode ajudar a manter os níveis terapêuticos dos medicamentos no organismo.

- Administração de medicamentos direcionada: Os anticorpos ou ligandos podem funcionalizar os niosomas para permitir a administração de medicamentos específicos. Isto aumenta a eficácia terapêutica e minimiza os efeitos negativos, permitindo a administração de medicamentos num local específico.

- Toxicidade reduzida: Os fármacos podem ser encapsulados em niosomas, o que os protege da deterioração no ambiente biológico. Este encapsulamento pode melhorar o perfil de segurança e reduzir a toxicidade de vários medicamentos.

2. Aplicações dos niosomas na terapia do cancro

A curcumina é um medicamento comummente utilizado no tratamento do cancro. A sua rápida eliminação e absorção restrita são, no entanto, as principais barreiras terapêuticas à sua aplicação clínica. Os niosomas são uma forma económica, simples e menos perigosa de aumentar a absorção da curcumina pelas células e adiar a sua excreção quando utilizados como veículo de entrega da curcumina.

Investigar os niosomas de curcumina é, por conseguinte, essencial para conceber corretamente a curcumina e apoiar a farmacocinética existente na terapia do cancro. Ainda não foi publicada uma análise exaustiva dos efeitos citotóxicos dos niosomas de curcumina nas células malignas. Como resultado, esta revisão oferece uma avaliação crítica da utilização de niosomas de curcumina no tratamento do cancro, bem como uma investigação das suas formulações, caracterizações e variáveis que influenciam o desempenho.

A. Administração de medicamentos direcionados:

A administração de fármacos com base em niosomas implica a criação e montagem destas estruturas vesiculares com o objetivo explícito de administrar medicamentos num determinado local do corpo ou tipo de célula. O objetivo é maximizar a eficácia terapêutica do medicamento, reduzindo simultaneamente quaisquer efeitos negativos nos tecidos saudáveis.

Os niosomas podem ser modificados à superfície com ligandos direcionados, tais como anticorpos ou péptidos, para reconhecer e ligar-se especificamente às células cancerígenas. Esta administração de medicamentos direcionada minimiza o impacto nos tecidos saudáveis, aumentando o efeito terapêutico e reduzindo os efeitos secundários.

B. Terapia combinada:

Com o objetivo de melhorar a eficácia do tratamento, a terapia combinada implica a utilização simultânea de várias substâncias terapêuticas. Os niosomas podem encapsular e distribuir vários tipos de fármacos, o que os torna uma plataforma adaptável para a terapia combinada.

As bicamadas lipídicas dos niosomas permitem a co-encapsulação de vários medicamentos. Isto torna possível a terapia combinada, na qual vários medicamentos com modos de ação complementares ou efeitos sinérgicos podem ser administrados em simultâneo para melhorar os resultados terapêuticos.

C. Tratamento de tumores resistentes :

Os niosomas podem ser utilizados para tratar tumores resistentes aos medicamentos, a fim de ultrapassar os problemas relacionados com a resistência aos medicamentos. A resistência aos medicamentos, em que as células cancerosas perdem a sua sensibilidade às acções dos medicamentos terapêuticos, é um problema prevalecente no tratamento do cancro. Os niosomas têm várias formas de lidar com a resistência.

Os mecanismos de resistência a múltiplos fármacos (MDR) que se encontram frequentemente no tratamento do cancro podem ser ultrapassados com a ajuda de niosomas. Os niosomas podem aumentar a retenção de fármacos nas células cancerígenas, encapsulando medicamentos que são substratos para bombas de efluxo.

D. Redução dos efeitos secundários:

Os niosomas podem ajudar a reduzir o impacto nos tecidos saudáveis, melhorando a seletividade da administração de medicamentos às células cancerígenas. A melhoria do perfil de segurança da terapia anti-cancro é facilitada por esta diminuição dos efeitos fora do alvo.

Melhorando a seletividade e a administração orientada de medicamentos terapêuticos, os niosomas constituem uma plataforma promissora para atenuar os efeitos negativos associados ao tratamento do cancro.

3. Aplicações dos niosomas na cosmética

a) Os niosomas ricos em resveratrol são oleínas compatíveis com a pele e são utilizados para acelerar a penetração cutânea. Foram produzidos niosomas com carga negativa e 200 nm de tamanho. Os resultados mostraram uma entrega transdérmica fraca e uma acumulação considerável de resveratrol em comparação com o controlo, mas um melhor comportamento para a entrega cutânea de resveratrol. Este efeito foi especialmente notório nos niosomas, indicando que os niosomas têm como alvo o resveratrol através da pele.

b) Com a utilização de colesterol e span60 para a hidratação da película fina, foram criados niosomas de citiretina com uma eficiência de aprisionamento de 90,3%. Em comparação com o gel de acitretina livre, os niosomas formulados apresentaram um perfil de permeação ex vivo superior até 30 horas e uma deposição significativa do fármaco nas camadas epidérmicas e dérmicas viáveis. Além disso, o gel à base de niosomas apresentou melhor tolerabilidade cutânea, irritação cutânea insignificante e maior atividade anti-psoriática in vivo.

c) Foi demonstrado que o ácido azelaico (AA) possui propriedades antibacterianas e anticancerígenas. É possível modificar a hidrofilicidade do AA para o complexo AA ß-ciclodextrina (AACD) e a lipofilicidade do AA para o azelato de dietilo (DA), respetivamente. O AA, o AACD e o DA foram encapsulados em lipossomas e niosomas utilizando a técnica de película de clorofórmio baseada na sonicação. Estes sistemas encapsulados demonstraram uma boa estabilidade física e caraterísticas à escala nanométrica.

d) A maioria dos produtos de cuidados da pele e do cabelo que contêm niosomas cosmecêuticos mostrou melhores efeitos cosmecêuticos e terapêuticos. Estes resultados podem ajudar na gestão de doenças da pele cobertas por niosomas cosmecêuticos.

e) As propriedades antioxidantes do ácido elágico (EA) são bastante eficazes. Mas a sua aplicação é limitada devido à sua fraca permeabilidade e solubilidade. Foi efectuada investigação sobre a administração transdérmica de partículas de niosomas de EA fabricadas com span60 e tween60. Foi demonstrado que a distribuição da formulação niosomal em cada tecido dérmico e epidérmico individual pode aumentar a penetração cutânea quando comparada com a solução de EA. Os curcuminóides, que são substâncias químicas bioactivas importantes com caraterísticas anti-inflamatórias, anticancerígenas e antioxidantes, encontram-se na curcuma e são encapsulados em niosomas para aumentar a penetração na pele (83% de encapsulamento).

f) Foram investigados os benefícios cosméticos do pinhão manso (Jatropha curcas Linn.) para o aclaramento da pele e o antienvelhecimento. Os resultados mostraram que o óleo puro de pinhão manso tem benefícios em cosméticos, especialmente quando o óleo foi encapsulado em niosomas. Os primeiros passos na complexa relação entre o stress oxidativo e a pele clara são a eliminação dos radicais livres e a inibição da tirosinase in vitro. Verificou-se que o óleo puro encapsulado passou por estes dois processos com mais frequência do que o óleo não encapsulado, o óleo bruto sem filtragem e o óleo bruto que foi submetido a filtragem. Isto pode dever-se ao facto de o óleo ser mais estável quando é encerrado em niosomas.

g) Foi relatado que os niosomas são capazes de aumentar a permeabilidade da pele e a estabilidade do feniletil resorcinol, aumentando assim a eficácia do branqueamento da pele. Além disso, estudos que investigaram o potencial da incorporação de arbutina em niosomas descobriram que esta aumentava a permeabilidade da pele e a eficácia do branqueamento. A penetração cutânea do ácido elágico encapsulado num niosoma é melhorada em comparação com a sua forma de solução.

4. Aplicações dos niosomas nas doenças pulmonares

- Descobriu-se que o encapsulamento da isoniazida na forma niosomal, com uma absorção macrofágica de 62%, é um tratamento bem sucedido para a tuberculose. Além disso, a formulação niosomal reduziu a quantidade de toxicidade e a dose necessária, o que melhorou a adesão dos doentes.

- O facto de a formulação niosomal ser específica para os locais onde as bactérias da tuberculose estavam presentes e de poder manter concentrações constantes de medicação durante 30 horas são outros dois benefícios desta formulação.

- Outro estudo mostrou o potencial de tratamento da tuberculose através da administração de rifampicina encapsulada em niosomas feitos com surfactantes da classe dos ésteres de sorbitano:colesterol (razão de fração molar de 50:50 por cento) por via intravenosa e intraperitoneal.

- Quando a rifampicina foi encapsulada em niosomas à base de Span 85 (trioleato de sorbitano), foram observados resultados favoráveis.

- Descobriu-se que a rifampicina se tinha acumulado nos pulmões dos ratinhos, proporcionando uma via potencial para melhorar o tratamento da tuberculose.

5. Leishmaniose

- A picada de uma fêmea de mosquito da areia pode transmitir a doença parasitária leishmaniose, que invade o fígado e o baço.

- O glicosídeo secoiridoide antileishmania amarogentina, extraído da planta medicinal indiana Swertia chirata, foi testado quanto à sua eficácia terapêutica num modelo de leishmaniose em hamster.

- A eficácia da amarogentina foi avaliada comparando os métodos de entrega dos lipossomas e dos niosomas no local da infeção. Com a mesma quantidade de microviscosidade da membrana, a amarogentina encapsulada em niosomas foi mais eficaz do que a encapsulada em lipossomas.

- Estudos sobre a toxicidade potencial da formulação niosomal, que incluíram patologia sanguínea, histologia e certos níveis de enzimas ligados à função hepática normal, não revelaram efeitos nocivos discerníveis.

OUTRAS APLICAÇÕES

I. O tratamento das doenças inflamatórias oculares envolve frequentemente o flurbiprofeno [96]. No entanto, existem problemas com a utilização de medicamentos oculares, tais como a barreira da córnea, a descarga nasolacrimal e a absorção inadvertida do fármaco na circulação sistémica, o que limita a biodisponibilidade ocular.

Consequentemente, os tecidos intra-oculares são inacessíveis a não mais de 5% dos medicamentos administrados. Consequentemente, o flurbiprofeno foi encapsulado em niosomas feitos de surfactante não iónico Span 60, utilizando a técnica de hidratação por película fina, a fim de aumentar a biodisponibilidade ocular do fármaco. A inflamação ocular de coelhos albinos da Nova Zelândia foi rapidamente reduzida pelo flurbiprofeno encapsulado, que tinha uma biodisponibilidade ocular mais elevada do que uma solução de flurbiprofeno.

II. A serratiopeptidase é um medicamento controverso utilizado para reduzir a dor e a inflamação em casos de síndrome do túnel cárpico, bronquite crónica, doença fibrocística da mama e artrite.

Foram registados efeitos adversos sistémicos quando a serratiopeptidase é administrada por via oral. Assim, Shinde e Kanojiya criaram uma formulação tópica de serratiopeptidase utilizando niosomas que poderiam reduzir os efeitos secundários e aumentar os efeitos locais.

Os resultados demonstraram que a atividade anti-inflamatória do gel niosomal de serratiopeptidase recentemente desenvolvido era equivalente à do gel de diclofenac.

III. Os niosomas podem também ser utilizados como veículo para a transferência de genes. Utilizando o lípido catiónico N-[1-(2,3-dioleoiloxi)propil]-N,N,N-trimetilamónio e o tensioativo não iónico polissorbato 60, com ou sem licopeno, foram criados niosomas para encapsular o promotor de plasmídeos baseados no gene pCMSEGFP potenciado pelo vírus.

As células epiteliais pigmentares da retina humana ARPE-19 foram transfectadas utilizando os niosomas resultantes. O aumento da eficiência da transfecção sugere que este método de entrega de genes pode ser utilizado para tratar uma série de doenças hereditárias da retina.

IV. Os niosomas são também utilizados no tratamento do glaucoma (niosomas de dorzolamida), na promoção da angiogénese (formulações de gel nano-niosomal carregadas com factores de crescimento) e, em particular, em sistemas niosomais de administração de fármacos dirigidos ao fígado. Moghassemi et al. criaram niosomas carregados com albumina de soro bovino, que podem ser úteis em aplicações medicinais e cosméticas.

CAPÍTULO-7- VIA DE ADMINISTRAÇÃO

Os niosomas carregados com fármacos podem ser administrados por diferentes vias, consoante a doença, as propriedades dos fármacos ou o local onde o fármaco deve ser administrado. Estas vias de administração são aqui brevemente analisadas.

1.) INTRAVENOSO-

Os niosomas podem ser eficazmente administrados por via intravascular, oferecendo vantagens significativas. Ao administrar o fármaco por via intravenosa, este ganha acesso direto à circulação sistémica. Além disso, os niosomas contribuem para aumentar a estabilidade do fármaco e prolongar a sua presença na corrente sanguínea. Através de modificações específicas, torna-se possível a administração direcionada para locais específicos. Esta via de administração é amplamente utilizada para vários fármacos encapsulados em niosomas. Em particular, os niosomas PEGylated exibem a capacidade de contrariar a absorção pelo sistema fagocítico mononuclear, aumentando assim o tempo de circulação.

2.) DERMAL-

A via dérmica é um método essencial para a administração local de fármacos para o tratamento de doenças da pele, visando principalmente acções localizadas. Esta via oferece a vantagem de confinar o efeito do fármaco ao local de aplicação, minimizando assim a circulação sistémica e reduzindo potenciais efeitos secundários. No entanto, a administração transdérmica, embora permita que os fármacos entrem na circulação sistémica, depara-se com o desafio da penetração da barreira cutânea. Os sistemas vesiculares, nomeadamente os niosomas, demonstraram uma eficácia substancial na melhoria da administração de fármacos através das vias dérmica e transdérmica. Os niosomas funcionam como reservatórios de fármacos, facilitando uma maior penetração. Nomeadamente, os AINE são frequentemente administrados através de sistemas de administração transdérmica para atenuar as perturbações gástricas.

3.) ORAL

Dado que a via oral é a principal escolha para a administração de medicamentos, os niosomas também são utilizados por esta via. Um desafio notável na administração oral de medicamentos reside no ambiente ácido hostil e na presença de enzimas digestivas, que podem potencialmente degradar o medicamento. No entanto, os niosomas têm mostrado resultados promissores na administração de fármacos na mucosa gástrica, apesar destes desafios. Vários fármacos, incluindo o tenofovir disoproxil fumarato, o cefdinir, o paclitaxel e o extrato de ginkgo biloba, foram formulados em niosomas para aumentar a sua biodisponibilidade oral. Esta abordagem visa proteger o fármaco da degradação e melhorar a sua absorção, optimizando assim os resultados terapêuticos.

4.) OCULAR-

A administração tópica ocular é normalmente preferida para os fármacos que necessitam de ser administrados no segmento anterior do olho. No entanto, as formas convencionais de administração de fármacos produzem uma biodisponibilidade baixa, variando tipicamente entre 1% e 3%. Um dos principais desafios é a perda pré-corneal, atribuída à formação de lágrimas e ao tempo de permanência inadequado no saco conjuntival. Estes factores limitam significativamente a eficácia dos métodos tradicionais de administração ocular de medicamentos.

5.) PULMONÁRIO-

A administração de fármacos niosomais através da via pulmonar apresenta numerosas vantagens, incluindo uma melhor permeação através do muco, uma administração sustentada do fármaco, uma ação orientada e melhores benefícios terapêuticos. Especificamente, os niosomas concebidos para administração pulmonar de glucocorticóides foram desenvolvidos e avaliados quanto à sua interação com fibroblastos pulmonares humanos. É importante notar que estes niosomas não apresentaram toxicidade significativa no intervalo de concentração de 0,01 a 1 pM em todos os tempos de incubação. Através de varrimento confocal a laser, observou-se que os transportadores vesiculares se localizavam no citoplasma, o local dos receptores de glucocorticóides. Esta localização facilitou um aumento notável da absorção do fármaco pelos fibroblastos do pulmão humano, conduzindo a uma maior atividade do fármaco. Estes resultados sublinham o potencial das formulações niosomais para otimizar a administração pulmonar de fármacos e melhorar os resultados terapêuticos.

6.) ADMINISTRAÇÃO NASAL-

A via nasal é uma alternativa viável para os fármacos susceptíveis a um elevado metabolismo de primeira passagem, oferecendo vantagens, em particular, para compostos como o diltiazem. Apesar da sua rápida absorção oral, o diltiazem apresenta uma biodisponibilidade de apenas 30-60% devido ao extenso metabolismo hepático de primeira passagem através das enzimas do citocromo P450. No entanto, a administração nasal do fármaco apresenta alguns desafios, incluindo um tempo de permanência curto na cavidade nasal devido à depuração mucociliar, à potencial obstrução do fluxo de ar e à sensibilidade da mucosa nasal, que podem impedir a permeação do fármaco e a biodisponibilidade sistémica. No entanto, a administração nasal de formulações niosomais de diltiazem tem demonstrado resultados promissores. Estas formulações revelaram uma biodisponibilidade melhorada e uma eliminação reduzida em comparação com a administração nasal convencional. Isto sugere que os niosomas podem potencialmente ultrapassar algumas das limitações associadas à administração nasal de medicamentos, melhorando assim os resultados terapêuticos de medicamentos como o diltiazem.

Quadro 2 Exemplos de alguns medicamentos administrados por várias vias

Via de administração	**Exemplos de medicamentos**
Via nasal	Sumatriptano, vacinas virais contra a gripe
Via intravenosa	Doxorrubicina, comptotecina, insulina, zidovudina, cisplatina, rifampicina
Via ocular	Maleato de timolol, ciclopentolato
Inalação	Todos os ácidos trans-retinóicos
Via transdérmica	Piroxicam, estradiol, nimesulida

CAPÍTULO -8- NIOSOMAS PARA A ADMINISTRAÇÃO DE PROTEÍNAS E GENES

Introdução

A capacidade dos niosomas, frequentemente designados por vesículas de tensioactivos não-iónicos, para encapsular substâncias hidrofílicas e hidrofóbicas chamou a atenção para eles no domínio da administração de medicamentos. Foi demonstrado que aumentam a biodisponibilidade dos medicamentos e oferecem um novo método de administração de diferentes agentes terapêuticos, incluindo materiais genéticos, produtos químicos farmacêuticos e medicamentos proteicos. Em termos de estabilidade de formulação e armazenamento, os niosomas são considerados mais fiáveis do que os lipossomas. Podem modificar a superfície ou otimizar as partes constituintes para obter as qualidades farmacocinéticas necessárias.

Durante as fases de formulação e armazenamento, os niosomas apresentam maior estabilidade do que os lipossomas, o que os torna uma opção mais fiável para a administração de medicamentos. Além disso, ao alterar a sua superfície ou componentes, as suas qualidades farmacocinéticas podem ser maximizadas.

Os niosomas apresentam uma série de caraterísticas vantajosas no domínio da administração de genes, incluindo uma toxicidade mínima, elevada estabilidade e facilidade de fabrico. As suas caraterísticas não tóxicas, biodegradáveis e biocompatíveis tornam-nos adequados para utilização na terapia genética.

Os niosomas têm sido utilizados eficazmente no transporte de proteínas, incluindo tripsina, ciclosporina, bacitracina e insulina. Também se revelaram promissores na administração de antigénios e vacinas.

Libertação de proteínas por biossomas :

1. Formulação de Niosomas Carregados de Proteína:

Para a formulação do niosoma, escolher o colesterol e os tensioactivos não-iónicos adequados.

Utilizar técnicas como a injeção de éter, a evaporação em fase inversa e a hidratação de película para encapsular as proteínas nas vesículas niosomais.

Etapas envolvidas na formulação de biossomas carregados de proteínas :-

- A fase inicial envolve a identificação de tensioactivos não-iónicos adequados, que são escolhidos com base na sua compatibilidade com a proteína-alvo, biocompatibilidade e capacidade de criar vesículas estáveis. As séries Tween (por exemplo, Tween 20, Tween 80) e Span (por exemplo, Span 60, Span 80) são tensioactivos não-iónicos comuns utilizados na formulação de niosomas.

Escolher entre o colesterol e outros lípidos: Para melhorar a rigidez e a estabilidade da membrana, o colesterol é frequentemente adicionado às formulações de niosomas. A incorporação de lípidos alternativos, como fosfolípidos sintéticos ou fosfolípidos, também pode alterar as caraterísticas físico-químicas dos niosomas e aumentar a eficácia da encapsulação das proteínas.

- Os niosomas carregados de proteínas podem ser preparados utilizando uma variedade de técnicas, como a injeção de éter, a evaporação em fase inversa e a hidratação em película fina. A mais utilizada é a hidratação em película fina, que envolve a hidratação de uma película lipídica criada pela evaporação de uma combinação de lípidos e tensioactivos com ou sem a proteína-alvo

- Encapsulamento de proteínas: Dependendo das suas caraterísticas e das condições de formulação, as proteínas podem ser ligadas à bicamada lipídica ou encapsuladas no núcleo aquoso dos niosomas. A hidratação direta, o carregamento remoto e a coacervação são alguns dos métodos que podem ser utilizados para adicionar proteínas aos niosomas sem afetar a sua estrutura natural ou bioatividade.

- Estudos de estabilidade: Em circunstâncias de armazenamento variadas, como a temperatura, o pH e a humidade, os estudos de estabilidade são cruciais para determinar a estabilidade a longo prazo dos niosomas carregados de proteínas. Para estimar o prazo de validade das formulações niosomais e determinar as melhores condições de armazenamento, podem ser efectuados testes de estabilidade acelerada.

2. Dificuldades de carregamento de proteínas:

Quando sujeitas a condições de processamento severas como a sonicação ou a desidratação, que são frequentemente utilizadas durante a síntese de niosomas, as proteínas são propensas à desnaturação e agregação. Para manter a estrutura original e a bioatividade das proteínas após o encapsulamento, é necessário manter a estabilidade.

A forma e o tamanho dos niosomas podem ser alterados pela encapsulação de proteínas, o que pode ter impacto nas caraterísticas físico-químicas e na cinética de libertação do fármaco das partículas resultantes. Para garantir a consistência e a estabilidade da formulação, é crucial caraterizar a morfologia e a distribuição do tamanho dos niosomas carregados com proteínas.

É fundamental garantir que os niosomas carregados com proteínas sejam biologicamente compatíveis, de modo a evitar respostas negativas e citotoxicidade. Para a formulação dos niosomas, devem ser utilizados materiais biocompatíveis. São necessários testes pré-clínicos exaustivos para determinar a segurança e a eficácia dos niosomas carregados com proteínas em sistemas biológicos pertinentes.

3. Mecanismos de libertação controlada:

São necessários processos especializados concebidos para equilibrar as caraterísticas do sistema de entrega niosomal e da carga proteica para controlar a libertação de proteínas dos niosomas.

- Libertação controlada por difusão :

As proteínas difundem-se através das bicamadas lipídicas dos niosomas ou através de canais aquosos no interior da estrutura niosomal no processo de Libertação Controlada por Difusão. O tamanho e o peso molecular da proteína, bem como a composição e a arquitetura da membrana niosomal, afectam a taxa de difusão. É possível alterar a cinética de libertação e modular a taxa de difusão através da introdução de agentes formadores de poros ou da modificação da composição lipídica.

- Libertação controlada por inchaço :

Os niosomas são capazes de inchar em condições húmidas através da inclusão de componentes hidrofílicos. O inchaço da membrana dos niosomas pode produzir poros ou canais que permitem a libertação de proteínas. A libertação sustentada de proteínas pode ser conseguida através da regulação do comportamento de dilatação ou da adição de agentes osmóticos, dependendo do grau de hidrofilia da formulação niosomal.

- Libertação desencadeada pela temperatura:

É possível criar niosomas termossensíveis que libertam proteínas em reação a mudanças de temperatura. Os niosomas podem sofrer alterações de fase ou desestabilização da membrana a determinadas temperaturas, resultando na libertação de proteínas, através da integração de polímeros ou lípidos sensíveis à temperatura. Os mecanismos de libertação desencadeados pela temperatura são adequados para utilizações como a terapia do cancro baseada na hipertermia, uma vez que permitem um controlo preciso da cinética de libertação.

Para a distribuição de proteínas através de niosomas, estes mecanismos de libertação controlada podem ser ajustados para obter uma cinética de libertação, duração e capacidade de orientação específicas. Para uma distribuição controlada e direcionada de proteínas numa gama de aplicações biomédicas, os sistemas de libertação de niosomas fornecem plataformas flexíveis através da adição de componentes sensíveis a estímulos e da escolha de parâmetros de formulação adequados

4. Investigação in vivo e in vitro:

Os niosomas carregados com proteínas são administrados a modelos animais (como ratos, ratazanas ou coelhos) em investigações in vivo para avaliar a eficácia com que transportam as proteínas para tecidos ou órgãos específicos. Os investigadores avaliam a eficácia da administração de proteínas em niosomas in vivo, medindo caraterísticas como os níveis de proteínas nos tecidos, a farmacocinética e os resultados terapêuticos.

Os niosomas carregados com proteínas são incubados com células cultivadas em ensaios in vitro para avaliar o transporte intracelular e a absorção celular. A internalização dos niosomas e as proteínas encapsuladas libertadas nas células são visualizadas e quantificadas utilizando microscopia de fluorescência, citometria de fluxo e técnicas de imagem confocal.

5. Entrega de proteínas direcionadas:

Visando tecidos, células ou organelos corporais específicos com formulações niosomais carregadas de proteínas, a entrega de proteínas orientadas através de niosomas pode maximizar a eficácia terapêutica, reduzindo as consequências fora do alvo.

Utilizando caraterísticas patogénicas ou biomarcadores específicos da doença, como antigénios associados a tumores, marcadores inflamatórios ou moléculas de adesão de células endoteliais, é possível realizar a entrega de proteínas específicas através de niosomas.

A distribuição localizada e adaptada de terapêuticas proteicas a tecidos ou órgãos doentes é possível graças à invenção de formulações niosomais que interagem com biomarcadores específicos da doença para provocar uma acumulação selectiva nos locais da doença.

Vantagens

a) Estabilidade melhorada: As proteínas são protegidas da destruição por enzimas e outras variáveis ambientais pelo ambiente protetor que os niosomas criam. Esta maior estabilidade garante a eficácia dos medicamentos à base de proteínas quando administrados e ajuda a prolongar o seu prazo de validade.

b) Libertação controlada: As proteínas podem ser fornecidas continuamente durante um período de tempo mais longo através da engenharia dos niosomas para libertar proteínas de forma regulada. Este perfil de libertação regulada pode minimizar as flutuações e melhorar os resultados do tratamento, ajudando a manter os níveis de proteína terapêutica dentro do intervalo pretendido.

c) Versatilidade: Os niosomas têm a capacidade de encapsular uma grande variedade de proteínas, incluindo hormonas de crescimento, citocinas, enzimas e anticorpos. Devido à sua adaptabilidade, podem ser administradas diferentes proteínas terapêuticas para tratar uma vasta gama de doenças, incluindo doenças inflamatórias e cancro.

d) Entrega direcionada: Os ligandos direcionados, incluindo péptidos ou anticorpos, podem ser adicionados à superfície dos niosomas através de modificação. Ao permitir que os niosomas sejam especificamente direcionados para determinados tipos de células ou tecidos, estes ligandos maximizam a eficácia terapêutica, reduzindo os efeitos fora do alvo.

Desvantagens

a) Eficiência de encapsulamento: Pode ser difícil obter um elevado nível de encapsulamento de proteínas nos niosomas. Durante o processo de encapsulamento, as proteínas podem agregar-se ou desnaturar-se, o que pode resultar numa diminuição da eficiência de carga e, possivelmente, na perda de bioatividade.

b) Capacidade limitada de carga útil: Como os niosomas têm uma quantidade fixa de capacidade da bicamada lipídica ou um determinado tamanho de núcleo aquoso, não conseguem encapsular grandes proteínas ou complexos proteicos. A administração de alguns medicamentos à base de proteínas com grandes pesos moleculares ou arquitecturas complexas pode ser prejudicada por esta restrição.

c) Desafios da libertação controlada: Embora os niosomas possam libertar proteínas de forma controlada, pode ser difícil regular com precisão a cinética de libertação. A variabilidade na eficácia terapêutica pode resultar de factores que influenciam o perfil de libertação, incluindo a composição do niosoma, a permeabilidade da membrana e as circunstâncias ambientais.

d) Estabilidade de armazenamento: Os niosomas podem tornar-se instáveis com o tempo, levando à fusão, agregação ou fuga de proteínas encapsuladas. Determinadas condições de armazenamento, incluindo a refrigeração ou a liofilização, são frequentemente necessárias para preservar a estabilidade das formulações de niosomas durante o armazenamento, o que pode aumentar os custos e a complexidade do armazenamento.

6. Entrega de genes através de niosomas:

Como os niosomas podem transferir material genético para as células de forma eficaz e segura, tornaram-se um veículo promissor de entrega de genes.

O termo "entrega de genes por niosomas" descreve o processo de introdução de material genético nas células utilizando vesículas niosomais, que são vesículas de surfactantes não iónicos. Os niosomas têm uma série de vantagens, incluindo estabilidade, biocompatibilidade e a capacidade de encapsular substâncias hidrofílicas e hidrofóbicas. Por conseguinte, são opções interessantes para aplicações que envolvem a entrega de genes. Os niosomas têm a capacidade de ser concebidos para encapsular e transportar eficazmente muitas formas de ácidos nucleicos, como o ARN mensageiro (ARNm), o ARN de pequena interferência (ARNi) e o ADN plasmídico. O material genético é protegido contra a deterioração e é melhor absorvido pelas células alvo graças ao encapsulamento.

Nos últimos anos, a terapia génica tem-se revelado uma técnica eficaz para o tratamento de doenças, mas a distribuição continua a ser um problema para as aplicações práticas. Dois transportadores de genes não virais, baseados em polímeros e lípidos, estão a ser utilizados para transferir material genético. Em investigação documentada, os transportadores de oligonucleótidos em niosomas foram frequentemente utilizados para tratar uma vasta gama de doenças. Apresentam várias vantagens, incluindo fortes propriedades físicas e químicas, diâmetros muito pequenos e a capacidade de transmitir materiais genéticos.

- **Desenvolvimento de mecanismos de entrega de genes por via niosomal**: O desenvolvimento de técnicas de entrega de genes por via niosomal pode ser efectuado nas seguintes etapas:

- Escolha de tensioactivos não iónicos: Para criar niosomas estáveis, selecione os tensioactivos não-iónicos e os derivados de colesterol adequados. Tenha em conta elementos como a fluidez da membrana, a biocompatibilidade e a capacidade de encapsular eficazmente os ácidos nucleicos. Tente variar as proporções e combinações para maximizar as propriedades dos niosomas.

- Otimização dos parâmetros de formulação: Examinar como o tamanho do niosoma, a polidispersão e a eficiência da encapsulação são afectados pelos parâmetros da formulação, tais como a concentração de surfactante, o volume de hidratação e a temperatura de hidratação. Para a caraterização, utilize métodos como a microscopia eletrónica de transmissão e a dispersão dinâmica da luz.

- Encapsulamento de material genético: Investigar diferentes estratégias para encapsular material genético (como ADN plasmídico, siRNA e mRNA) nos niosomas. Estas estratégias incluem o carregamento ativo através de evaporação em fase inversa ou desidratação-reidratação, bem como o encapsulamento passivo durante a produção de niosomas. Analisar a estabilidade e a eficácia do encapsulamento de ácidos nucleicos.

- Modificação da superfície para direcionamento: Para direcionar especificamente os niosomas para os tipos de células ou tecidos desejados, modificar a superfície dos niosomas com ligandos de direcionamento (por exemplo, anticorpos, péptidos, aptâmeros). Utilizando modelos in vitro e in vivo, avaliar a seletividade e a eficácia do alvo.

- Melhorar a absorção celular: Procurar métodos para melhorar a absorção celular dos niosomas e facilitar a distribuição intracelular do material genético. O tamanho, a carga e as caraterísticas da superfície dos niossomas podem ser optimizados para facilitar a endocitose e evitar a desintegração endossomal/lisossomal.

7. **Estabilidade e proteção dos ácidos** nucleicos: Garantir a estabilidade e a proteção dos ácidos nucleicos, como o ADN, ARN ou oligonucleótidos, é crucial para o sucesso da entrega de genes através dos niosomas.

- Encapsulamento em niosomas: Durante o processo de produção dos niosomas, os ácidos nucleicos podem estar contidos na bicamada lipídica ou no núcleo aquoso dos niosomas. Este encapsulamento ajuda a preservar a integridade dos ácidos nucleicos durante o transporte e a absorção celular, oferecendo proteção física contra a destruição enzimática.

- Utilização de excipientes protectores: Para proteger ainda mais os ácidos nucleicos, adicionar agentes estabilizadores à formulação do niosoma, tais como açúcares (como trealose, sacarose), polióis (como manitol, sorbitol) ou polímeros (como polietilenoglicol). Estes excipientes ajudam a preservar a integridade estrutural dos ácidos nucleicos e protegem contra a sua deterioração em ambientes adversos.

- A complexação do ácido nucleico com lípidos ou polímeros catiónicos pode aumentar a estabilidade do ácido nucleico e protegê-lo da destruição enzimática. Os ácidos nucleicos e os lípidos ou polímeros catiónicos combinam-se para gerar complexos electrostáticos que protegem as nucleases das nucleases e ajudam no seu transporte para as células alvo.

- Modificações químicas: Para melhorar a estabilidade e a resistência às nucleases, introduzir modificações químicas na espinha dorsal do ácido nucleico, tais como metilações, ligações de fosforotioato ou modificações de base (por exemplo, ácidos nucleicos bloqueados, nucleótidos 2'-O-metil). A sequência do ácido nucleico pode ser alterada desta forma antes de ser complexada ou encapsulada com os niosomas.

8. **Entrega intracelular e absorção celular**: A eficácia dos sistemas niosomais de entrega de genes depende da eficácia da entrega intracelular e da absorção celular.

Otimização dos niosomas: Modificar as caraterísticas físico-químicas dos niosomas, incluindo o tamanho, a carga superficial e a funcionalização da superfície, para melhorar a captação celular. Os niossomas com menos de 200 nm são frequentemente internalizados pelas células por endocitose de forma mais eficaz, e a sua seletividade e captação pelos tipos de células visados podem ser melhoradas através da modificação da superfície utilizando ligandos de direcionamento, tais como anticorpos ou péptidos.

As vias endocíticas, como a endocitose mediada pela clatrina, a endocitose mediada pelas cavéolas ou a macropinocitose, são normalmente utilizadas pelas células para internalizar os niosomas. Estes mecanismos são conhecidos por promover a endocitose. Aumentar a absorção celular influenciando o tamanho, a carga e outras caraterísticas dos niosomas para promover vias endocíticas específicas. Os niosomas com carga negativa podem interagir electrostaticamente com as membranas celulares com carga negativa para promover a absorção, por exemplo.

Utilização de péptidos de penetração celular (CPPs): Para incentivar a translocação direta através da membrana celular, incluir péptidos de penetração celular (CPPs) na formulação do niosoma. Ao promover a penetração da membrana e a saída endossómica do niosoma, os CPP podem melhorar a absorção celular e a entrega intracelular de ácido nucleico.

Estratégias de fuga endossómica: Para ajudar os niosomas a escapar dos compartimentos endossómicos/lisossómicos, desenvolver formulações de niosomas com caraterísticas sensíveis ao pH ou fusogénicas. Em ambientes ácidos, os lípidos ou polímeros sensíveis ao pH sofrem alterações conformacionais que levam à desestabilização da membrana e à libertação da carga encapsulada no citoplasma.

Através da implementação destas tácticas, os cientistas podem aumentar a distribuição intracelular e a absorção celular de ácidos nucleicos encapsulados em niosomas, elevando consequentemente a eficácia e eficiência da entrega de genes para uma série de utilizações biomédicas, como a edição de genes, a interferência de ARN e a terapia genética.

9. **Expressão de genes e silenciamento**:

Expressão génica: O processo pelo qual as instruções de um gene são utilizadas para produzir produtos genéticos funcionais, principalmente proteínas, mas também RNAs não codificantes, é referido como expressão genética. Envolve duas fases primárias: a tradução, que transforma o ARNm numa proteína, e a transcrição, que converte a sequência de ADN de um gene em ARNm.

Silenciamento de genes: Em contrapartida, o silenciamento de genes refere-se a métodos que impedem a expressão de um gene. Para o efeito, podem estar envolvidos diferentes níveis de regulação, como o transcricional, o pós-transcricional ou o translacional. A interferência de RNA (RNAi) é um mecanismo típico de silenciamento de genes em que pequenas moléculas de RNA têm como alvo o RNA mensageiro (mRNA) para destruição ou inibição da tradução, interferindo assim com a expressão de determinados genes.

10. **Entrega de genes in vivo** :

A utilização de niosomas para a entrega de genes in vivo envolve a administração de ácidos nucleicos contidos em formulações niosomais a tecidos ou órgãos específicos de organismos vivos, geralmente para fins medicinais

- O processo de seleção do tecido ou órgão alvo para a entrega de genes implica ter em conta o objetivo terapêutico específico ou a indicação da doença. Ter em conta elementos como a fisiopatologia da doença, a acessibilidade e a possibilidade de disseminação sistémica.

- Otimização da formulação: Ter em conta a estabilidade, a biocompatibilidade e a farmacocinética ao otimizar a formulação do niosoma para a entrega de genes in vivo. Otimizar o tamanho, a composição e as caraterísticas da superfície dos niosomas para melhorar o tempo de circulação in vivo, a seletividade dos tecidos e a absorção celular.

- Via de administração: Dependendo do tecido-alvo e do perfil de dispersão pretendido, escolher a melhor via de administração. A dosagem intravenosa (IV), intramuscular (IM), subcutânea (SC), intranasal (IN) e intratumoral (IT) são métodos comuns para a administração de genes in vivo. Selecionar uma via que minimize os impactos fora do alvo e aumente a eficiência da entrega.

- Avaliação da eficácia e segurança: Determinar se a administração niosomal de genes é segura e eficaz em modelos animais pré-clínicos que sejam pertinentes para a utilização terapêutica planeada. Avaliar a eficácia do tratamento através da medição de aspectos como a síntese de proteínas, os níveis de expressão genética ou a regressão da doença, mantendo-se atento aos efeitos secundários, à imunogenicidade e à toxicidade sistémica.

- Otimização e tradução: Aplicar os dados pré-clínicos de segurança e eficácia para otimizar iterativamente as formulações e os parâmetros de administração dos niosomas. Os candidatos potenciais devem ser transferidos para ensaios clínicos para testes adicionais em participantes humanos, respeitando os requisitos éticos e legais.

Vantagens

A entrega de genes com base em niosomas apresenta uma série de vantagens, tornando-a uma técnica apelativa para uma série de utilizações biológicas.

a) Biocompatibilidade: Os tensioactivos não-iónicos e os derivados do colesterol, que são frequentemente bem tolerados pelos seres vivos, encontram-se entre as substâncias biocompatíveis que compõem os niosomas. Devido à sua biocompatibilidade, os niosomas podem ser utilizados em ambientes in vivo com menor probabilidade de reacções imunológicas e efeitos secundários negativos.

b) Baixa imunogenicidade: Os niosomas têm normalmente uma baixa imunogenicidade, o que reduz o número de respostas imunológicas que ocorrem após a entrega. Isto é especialmente útil para a administração de genes porque as respostas imunológicas ao mecanismo de administração podem impedir os benefícios terapêuticos pretendidos.

c) Encapsulamento eficaz de ácidos nucleicos: Os niosomas são capazes de encapsular eficazmente uma variedade de ácidos nucleicos, tais como oligonucleótidos, mRNA, siRNA e ADN plasmídico. Este encapsulamento melhora a estabilidade dos ácidos nucleicos durante o transporte e armazenamento, protegendo-os da destruição enzimática.

d) Proteção dos ácidos nucleicos: Os ácidos nucleicos encapsulados são protegidos da destruição por nucleases e outros agentes extracelulares pelo ambiente protetor que os niosomas oferecem. Durante o trânsito e a absorção celular, esta proteção garante a integridade e a funcionalidade dos ácidos nucleicos.

e) Libertação controlada: Os ácidos nucleicos podem ser fornecidos continuamente ao longo do tempo através da engenharia dos niosomas para libertar ácidos nucleicos de forma regulada. Este perfil de libertação regulada reduz as variações na expressão genética e ajuda a manter níveis terapêuticos de ácidos nucleicos.

Desvantagens

Embora a entrega de genes com base em niosomas tenha vários benefícios, existem alguns inconvenientes e restrições relacionados com esta estratégia.

a) Eficiência de transfecção limitada: Quando comparados com sistemas alternativos de entrega baseados em nanopartículas ou vectores virais, os niosomas podem ter uma eficiência de transfecção inferior. Pode ser difícil entregar e expressar eficazmente ácidos nucleicos em células-alvo, especialmente em alguns tipos de células ou tecidos.

b) Fuga endossomal ineficaz: Após a absorção celular, os niosomas podem ter dificuldade em deixar os compartimentos endossómicos/lisossómicos, o que limita a quantidade de ácidos nucleicos que podem ser entregues ao citoplasma. Para aumentar a eficiência da transfecção, podem ser necessários mecanismos de fuga endossómica, como a adição de lípidos fusogénicos ou sensíveis ao pH.

c) Impactos fora do alvo: As reacções biológicas indesejadas e os impactos fora do alvo podem resultar da absorção não específica dos niosomas por células ou tecidos não visados. A redução dos efeitos fora do alvo pode ser conseguida aumentando a seletividade dos niosomas através da conjugação de ligandos ou da modificação da superfície.

d) Reação imunológica: Quando administrados, os niosomas podem desencadear reacções imunológicas que resultam em inflamação, imunogenicidade ou depuração do sistema imunitário. A eficácia terapêutica e a segurança da transferência de genes podem ser comprometidas por respostas imunitárias aos niosomas ou aos ácidos nucleicos encapsulados.

e) Obstáculos regulamentares: Devido à complexidade da tecnologia, às questões de segurança e eficácia e à necessidade de uma avaliação pré-clínica e clínica exaustiva, os sistemas de administração de genes baseados em niosomas podem deparar-se com obstáculos regulamentares e dificuldades na obtenção de aprovação. Pode ser necessário muito tempo e dinheiro para cumprir as normas regulamentares para a aprovação de medicamentos, o que atrasa a tradução clínica.

CAPÍTULO -9- FUNCIONALIZAÇÃO DE NIOSOMAS

Com os avanços da nanotecnologia, as nanopartículas tornaram-se essenciais para melhorar a eficiência e a segurança da administração de medicamentos em locais específicos. Atualmente, a ligação de biomoléculas à superfície destas nanopartículas contribui para uma orientação e concentração precisas do fármaco no local desejado. Certos ligandos de superfície têm a capacidade de se ligar ou de ser absorvidos pelas nanopartículas de niosomas, facilitando a administração de fármacos a receptores celulares específicos. Examina-se o impacto da modificação dos niosomas com ligandos de superfície na sua estrutura. As biomoléculas mais frequentemente utilizadas para melhorar a administração de fármacos assistida por niosomas incluem aptâmeros, péptidos, transferrina, ácido fólico, quitosano e ácido fenólico.

1.) APTAMER

Os aptâmeros, moléculas de ADN ou ARN de cadeia simples com estruturas tridimensionais únicas, oferecem uma abordagem inovadora para melhorar a especificidade dos niosomas. A funcionalização dos aptâmeros envolve a ligação destas biomoléculas à superfície dos niossomas, permitindo uma orientação precisa para tipos de células ou receptores específicos.

- Fundamentação da funcionalização de aptâmeros:

Os aptâmeros possuem atributos notáveis, incluindo uma elevada afinidade de ligação e especificidade para os receptores da membrana celular. Ao conjugar aptâmeros à superfície dos niosomas, torna-se possível administrar seletivamente fármacos a células que expressam os receptores-alvo, minimizando os efeitos fora do alvo. Esta abordagem direcionada é muito promissora para melhorar os resultados terapêuticos e reduzir os efeitos secundários associados aos métodos convencionais de administração de medicamentos.

- Síntese e Modificação de Niosomas Funcionalizados com Aptâmero:

O processo de funcionalização de aptâmeros envolve várias etapas. Primeiro, os aptâmeros são sintetizados ou obtidos através da técnica SELEX (Systematic Evolution of Ligands by Exponential Enrichment). Subsequentemente, estes aptâmeros são modificados quimicamente para introduzir grupos funcionais adequados à conjugação com a superfície dos niosomas. As estratégias comuns de modificação incluem a adição de moléculas de ligação ou de moléculas reactivas que facilitam a ligação à bicamada lipídica dos niosomas.

2.) PEPTIDE

A funcionalização de péptidos representa uma estratégia promissora para aumentar a especificidade dos niosomas, permitindo a entrega precisa de fármacos a tipos de células ou tecidos específicos. Este resumo detalhado explorará a fundamentação, a síntese, a caraterização, as aplicações e as perspectivas futuras dos niosomas funcionalizados com péptidos na administração de fármacos específicos.

- Fundamentação para a funcionalização de péptidos:

Os péptidos são cadeias curtas de aminoácidos que podem apresentar elevada afinidade e especificidade para receptores de superfície celular ou alvos moleculares. Ao conjugar péptidos à superfície dos niosomas, torna-se possível atingir ativamente tipos de células ou tecidos específicos, melhorando assim a eficácia da administração de medicamentos e reduzindo os efeitos fora do alvo.

- Síntese e modificação de niosomas funcionalizados com péptidos:

O processo de funcionalização de péptidos envolve normalmente várias etapas. Em primeiro lugar, os péptidos com as propriedades desejadas são sintetizados ou obtidos através da tecnologia de ADN recombinante. Subsequentemente, estes péptidos são quimicamente modificados para introduzir grupos funcionais adequados à conjugação com a superfície dos niosomas. Podem ser utilizados vários produtos químicos de acoplamento, como as reacções tiol-maleimida ou amina-carboxilo, para facilitar a ligação dos péptidos à bicamada lipídica dos niossomas.

3.) TRANSFERRIN

A transferrina, uma glicoproteína responsável pelo transporte de iões de ferro, tem sido utilizada como ligando de orientação para aumentar a especificidade dos niosomas para as células cancerígenas, onde os receptores de transferrina estão frequentemente sobre-expressos. A funcionalização dos niosomas com transferrina oferece uma abordagem sofisticada para a administração de fármacos específicos, minimizando os efeitos fora do alvo e melhorando a eficácia terapêutica.

- Fundamentação da funcionalização da transferrina:

Os receptores de transferrina estão frequentemente sobre-expressos na superfície das células cancerígenas, proporcionando uma oportunidade única para a administração de medicamentos específicos. Conjugando a transferrina à superfície dos niosomas, os fármacos podem ser administrados seletivamente às células cancerosas, poupando os tecidos saudáveis. Esta abordagem orientada é muito promissora para melhorar a eficácia das terapias anticancerígenas.

- Síntese e modificação de niosomas funcionalizados com transferrina:

O processo de funcionalização da transferrina envolve várias etapas. Inicialmente, a transferrina é obtida ou sintetizada, seguida de modificação química para introduzir grupos reactivos adequados à conjugação com a superfície do niosoma. As estratégias de modificação comuns incluem a adição de moléculas de ligação ou grupos funcionais que permitem a ligação covalente à bicamada lipídica dos niosomas.

4.) ÁCIDO FÓLICO-

O ácido fólico (AF), um membro do complexo vitamínico B, tem sido utilizado como ligando para aumentar a especificidade dos niosomas para as células cancerígenas, que muitas vezes sobre-expressam os receptores de folato. A funcionalização de niosomas com FA oferece uma abordagem sofisticada para alcançar a entrega de medicamentos direcionados, minimizando os efeitos fora do alvo e melhorando a eficácia terapêutica.

- Fundamentação para a funcionalização do ácido fólico:

Os receptores de folato estão frequentemente sobre-expressos na superfície das células cancerígenas, o que representa uma oportunidade para a administração de medicamentos específicos. Conjugando o FA à superfície dos niosomas, os fármacos podem ser administrados seletivamente às células cancerosas, minimizando a exposição dos tecidos saudáveis. Esta abordagem orientada é promissora para aumentar a eficácia das terapias anticancerígenas, reduzindo simultaneamente os efeitos secundários sistémicos.

- Síntese e modificação de niosomas funcionalizados com ácido fólico:

O processo de funcionalização do AF envolve várias etapas. Inicialmente, o AF é obtido ou sintetizado, seguido de modificação química para introduzir grupos reactivos adequados à conjugação com a superfície do niosoma. As estratégias comuns de modificação incluem a adição de moléculas de ligação ou grupos funcionais que permitem a ligação covalente à bicamada lipídica dos niosomas.

5.) CHITOSANA

O quitosano, um polissacárido linear natural derivado da quitina, surgiu como um valioso modificador de superfície para os niosomas, oferecendo uma maior capacidade de absorção celular e de administração direcionada. A funcionalização dos niosomas com quitosano apresenta uma abordagem sofisticada para melhorar a eficácia da administração de fármacos e os resultados terapêuticos.

- Fundamentação para a funcionalização do quitosano:

O quitosano possui propriedades únicas que o tornam um candidato atrativo para melhorar a funcionalidade dos niosomas. A sua natureza catiónica facilita as interações com as membranas celulares, conduzindo a uma melhor absorção celular dos niosomas carregados com fármacos. Além disso, as propriedades mucoadesivas do quitosano permitem um tempo de permanência prolongado no local de destino, melhorando a absorção e a biodisponibilidade do fármaco.

- Síntese e Modificação de Niosomas Funcionalizados com Quitosana:

O processo de funcionalização do quitosano envolve várias etapas. Inicialmente, o quitosano é extraído de fontes naturais, como as conchas de crustáceos, e modificado quimicamente para introduzir grupos funcionais reactivos. Estes grupos funcionais facilitam a ligação covalente ou eletrostática à superfície dos niosomas, resultando em vesículas funcionalizadas com quitosano. São utilizadas várias técnicas, incluindo a evaporação de solventes, a sonicação ou a hidratação de películas, para preparar niosomas modificados com quitosano com propriedades físico-químicas óptimas.

.6.) ÁCIDO FENÓLICO

A funcionalização de niosomas com ácidos fenólicos, um grupo de compostos conhecidos pelas suas propriedades antioxidantes, apresenta uma nova abordagem para aumentar os sistemas de administração de fármacos. Ao tirar partido da atividade antioxidante dos ácidos fenólicos, estes niosomas funcionalizados não só oferecem proteção contra a degradação oxidativa, como também proporcionam oportunidades para a libertação orientada e controlada de fármacos.

- Fundamentação para a funcionalização de ácidos fenólicos:

Os ácidos fenólicos, como o ácido gálico (GA), o ácido ferúlico (FR) e o ácido cafeico (CF), possuem uma potente atividade antioxidante, o que os torna candidatos atractivos para a funcionalização de niosomas. A incorporação de ácidos fenólicos na superfície dos niosomas pode aumentar a sua estabilidade e proteger os fármacos encapsulados da degradação oxidativa durante o armazenamento e o transporte. Além disso, os niosomas funcionalizados com ácidos fenólicos podem oferecer benefícios terapêuticos através das suas propriedades antioxidantes.

- Síntese e Modificação de Niosomas Funcionalizados com Ácido Fenólico:

O processo de funcionalização do ácido fenólico envolve várias etapas. Inicialmente, os ácidos fenólicos são obtidos ou sintetizados, seguindo-se uma modificação química para introduzir grupos funcionais adequados à conjugação com a superfície do niosoma. As estratégias de modificação podem incluir a adição de moléculas de ligação ou de moléculas reactivas que facilitam a ligação à bicamada lipídica dos niosomas.

CAPÍTULO -10- NIOSOMAS CONTRA INFECÇÕES MICROBIANAS

INTRODUÇÃO

O tratamento de infecções mortais por fungos, bactérias e parasitas representa um desafio significativo para a medicina moderna, tal como salientado pela Organização Mundial de Saúde (OMS). As doenças infecciosas são responsáveis por cerca de um terço das mortes a nível mundial, afectando desproporcionadamente os países em desenvolvimento. Doenças como a malária, a tuberculose, o VIH/SIDA e a diarreia são prevalecentes e contribuem significativamente para as taxas de mortalidade nestas regiões. O custo do tratamento destas infecções pode ser proibitivo, particularmente para casos prolongados ou complexos como o VIH/SIDA, impondo uma pressão financeira aos doentes, especialmente nos países de baixos rendimentos. Além disso, estas doenças resultam em perda de produtividade, quer devido ao facto de a doença impedir os indivíduos de trabalhar, quer devido à necessidade de cuidar de familiares doentes. A eficácia dos tratamentos actuais é prejudicada por questões como a resistência aos antibióticos, a toxicidade dos medicamentos e a eficácia limitada contra determinados agentes patogénicos. A utilização excessiva e incorrecta de antibióticos contribui para o aparecimento de bactérias resistentes, uma preocupação crescente a nível mundial. Além disso, alguns medicamentos utilizados contra as doenças infecciosas podem provocar efeitos secundários graves, afectando a qualidade de vida dos doentes, em particular com a utilização prolongada ou em doses elevadas. Além disso, podem ocorrer falhas no tratamento quando os medicamentos são ineficazes contra estirpes específicas de agentes patogénicos. Em resposta a estes desafios, os investigadores têm explorado cada vez mais o potencial das nanopartículas como uma via promissora para combater as infecções microbianas.

Os recentes avanços nos sistemas de administração de fármacos baseados em niosomas conduziram a resultados promissores em termos de melhoria da eficácia dos fármacos, redução da toxicidade e aumento da administração direcionada. Muitos autores relataram a utilização de niosomas como uma ferramenta valiosa para o tratamento de diferentes doenças, como o cancro e as infecções microbianas.

Por exemplo,

1. Manosroi et al. sintetizaram niosomas aniónicos carregados com galidermina. Afirmaram que se tratava de uma composição antibacteriana tópica superior porque os niosomas carregados com galidermina se acumulam altamente na pele sem o risco de terem efeitos sistémicos. *O Propionibacterium acnes* e *o Staphylococcus aureus* foram ambos resistentes aos efeitos antibacterianos desta formulação.

2. Noutro estudo, Alkilani et al. desenvolveram niosomas de claritromicina (CLR) incorporados em adesivos transdérmicos para resolver os problemas acima referidos com a CLR. O fluxo (Jss) do adesivo niosomal foi mais de 200 vezes superior ao do adesivo tradicional.

3. Estudos realizados em 2016 por Sohrabi et al. mostraram que a fórmula niosomal aumentou a atividade antibacteriana contra P. aeruginosa. Eles foram preparados a partir de niosomas carregados com moxifloxacina como um transportador potencial para entrega antimicrobiana tópica em gel de quitosana.

4. Além disso, num estudo realizado por Allam et al. em 2019, foi demonstrado que a utilização de niosomas esféricos nanocompatíveis aumenta as propriedades antibacterianas. Neste estudo, os niosomas carregados com vancomicina foram utilizados para tratar infecções oculares causadas por infecções por Staphylococcus aureus resistentes à meticilina (MRSA). Os resultados mostraram que esta combinação

minimiza a estimulação do fármaco e melhora o tratamento do doente.

5. De acordo com um estudo de 2021 efectuado por Mansouri et al., a utilização de niosomas em combinação com antibióticos aumentará as suas propriedades antibiofilme e antimicrobianas. O potencial dos niosomas para a penetração de biofilme e libertação controlada também foi avaliado.

6. Em 2021, Eid et al. desenvolveram uma azitromicina niosomal cujos resultados indicam a eficácia dos nanocarreadores no aumento do efeito da azitromicina e na melhoria do tratamento da conjuntivite bacteriana.

APLICAÇÃO DE NIOSOMAS NO TRATAMENTO DE INFECÇÕES MICROBIANAS:

Dada a ameaça crescente de infecções microbianas e o aumento alarmante da resistência aos antibióticos, é imperativo tomar medidas urgentes para salvaguardar a saúde das comunidades humanas. Os nanocarreadores surgiram como uma estratégia promissora para aumentar a estabilidade dos medicamentos e facilitar a administração controlada de agentes antimicrobianos. Entre estes nanocarreadores, os niosomas destacam-se devido à sua estrutura única, que permite o encapsulamento simultâneo de fármacos hidrofílicos e hidrofóbicos, tornando-os ferramentas eficientes na administração de fármacos.

Os niosomas oferecem várias vantagens, incluindo a facilidade de síntese, a relação custo-eficácia, a biocompatibilidade e a excelente solubilidade. Desempenham um papel fundamental no aumento da eficácia dos antibióticos e de outros agentes anti-infecciosos através de vários mecanismos. A sua pequena dimensão permite uma penetração eficaz das barreiras biológicas, como as membranas celulares, facilitando a acumulação do fármaco no local da infeção. Além disso, os niosomas podem ser funcionalizados com ligandos ou anticorpos específicos para atacar os agentes patogénicos, aumentando a acumulação de fármacos e minimizando os efeitos fora do alvo.

A estrutura da bicamada lipídica dos niosomas assemelha-se muito às membranas celulares, permitindo uma incorporação perfeita dos fármacos e facilitando a sua administração eficaz nas células bacterianas. Além disso, a natureza hidrofóbica dos niosomas promove a fusão com as membranas celulares bacterianas, facilitando a administração do fármaco nas células. Os niosomas catiónicos, em particular, aumentam a acumulação de fármacos através de interações electrostáticas com paredes celulares bacterianas carregadas negativamente.

A administração eficaz de fármacos a bactérias utilizando niosomas exige uma seleção cuidadosa de ligandos ou modificações de superfície adequados para melhorar a ligação e a absorção pelas células bacterianas. Vários ligandos, como o quitosano, a lactoferrina, os péptidos de colicina, os anticorpos e os extractos de plantas, como a curcumina e a berberina, demonstraram eficácia no reforço da ligação e da absorção dos niosomas pelas bactérias.

É fundamental sublinhar que a escolha do ligando depende das bactérias específicas visadas e do resultado terapêutico pretendido. Por conseguinte, é essencial considerar cuidadosamente estes factores para otimizar a eficácia da administração de medicamentos e combater eficazmente as infecções microbianas. Além disso, a investigação e a inovação contínuas na administração de fármacos com base em niosomas são extremamente promissoras para enfrentar os desafios em evolução colocados pela resistência antimicrobiana e pelas doenças infecciosas.

ENFRENTAR O DESAFIO GLOBAL DAS INFECÇÕES MICROBIANAS:

Atualmente, a resistência aos medicamentos tornou-se um dos maiores desafios no tratamento e erradicação de agentes infecciosos. O fenómeno da resistência aos medicamentos é observado em vários grupos de microrganismos, como fungos, bactérias e parasitas, aumentando os custos do tratamento, o tempo de internamento hospitalar e a mortalidade e morbilidade. No entanto, com a ajuda de novos métodos, como os nanofármacos, nas últimas décadas têm sido efectuados estudos aprofundados para identificar fármacos eficazes. Nos capítulos seguintes, explicamos os diferentes tipos de microrganismos resistentes aos medicamentos convencionais.

CAPÍTULO -11- NIOSOMAS CONTRA INFECÇÕES BACTERIANAS

INTRODUÇÃO-

As infecções bacterianas representam um encargo significativo para os sistemas de saúde mundiais, contribuindo para uma vasta gama de doenças que vão desde condições ligeiras a condições potencialmente fatais. As bactérias são microrganismos unicelulares omnipresentes no nosso ambiente, alguns dos quais podem causar infecções quando entram no corpo. Estas infecções podem afetar vários órgãos e sistemas, provocando sintomas como febre, inflamação e danos nos tecidos.

A prevalência de infecções bacterianas é exacerbada por factores como a resistência aos antibióticos, que surge quando as bactérias desenvolvem mecanismos para resistir aos efeitos dos antibióticos. Este fenómeno representa um sério desafio para o tratamento eficaz das doenças bacterianas, complicando as intervenções médicas e contribuindo para o aumento das taxas de morbilidade e mortalidade.

As infecções bacterianas manifestam-se de diversas formas, incluindo infecções do trato respiratório como a pneumonia, infecções da pele como a celulite, infecções gastrointestinais como a gastroenterite e infecções do trato urinário. A gravidade destas infecções pode variar em função de factores como o tipo de bactéria envolvida, o local da infeção e o estado de saúde geral do indivíduo.

Dado o amplo espetro de infecções bacterianas e a crescente ameaça de resistência aos antibióticos, há uma necessidade urgente de estratégias inovadoras para prevenir, diagnosticar e tratar estas doenças de forma eficaz.

-Estafilococos:

Os estafilococos constituem um grupo diversificado de bactérias Gram-positivas que se encontram habitualmente na pele e nas membranas mucosas, particularmente nas cavidades nasais e no trato respiratório dos mamíferos. De entre o género Staphylococcus, os estafilococos coagulase-negativos (CoNS) são bactérias comensais prevalecentes na pele, incluindo espécies como *S. epidermidis, S. hominis, S. haemolyticus, S. capitis, S. lugdunensis e S. warneri.* Os CoNS servem como reservatórios de genes de resistência antimicrobiana e desempenham um papel significativo nas infecções nosocomiais, contribuindo para o aparecimento de Staphylococcus aureus resistente à meticilina (MRSA). As infecções cutâneas menores, como furúnculos e borbulhas, e as doenças mais graves, como a síndrome do choque tóxico, a pneumonia e as infecções da corrente sanguínea (bacteriemia), são todas causadas por infecções por Staphylococcus aureus. Entre os CoNS, *o S. epidermidis* é um membro proeminente da microbiota da pele. Embora seja geralmente considerado inofensivo, quando acompanhado por outros CoNS, pode representar riscos para a saúde. Por outro lado, o *Staphylococcus aureus* é uma causa comum de infecções cutâneas menores, como impetigo, foliculite, carbúnculos, furúnculos, celulite, abcessos subcutâneos e síndrome da pele escaldada (SSS). As estirpes de MRSA são particularmente responsáveis por uma parte significativa das infecções da pele e dos tecidos moles. *O Staphylococcus aureus*, um cocos Gram-positivo, reside tipicamente no microbiota comensal dos seres humanos, mas pode oportunisticamente tornar-se patogénico, provocando infecções cutâneas, infecções respiratórias e intoxicações alimentares. Além disso, pode causar infecções complicadas do trato urinário em doentes hospitalizados.

- *Pseudomonas aeruginosa:*

A bactéria gram-negativa em forma de bastonete *Pseudomonas aeruginosa* é frequentemente encontrada no solo, na água e noutros habitats húmidos. É conhecida por ter uma versatilidade extraordinária que lhe permite florescer numa variedade de ambientes. *A Pseudomonas aeruginosa* pode causar infecções significativas, apesar de ser normalmente inócua em pessoas saudáveis. Isto é especialmente verdade para as pessoas com sistemas imunitários comprometidos, queimaduras, feridas ou fibrose cística. É reconhecido como um agente patogénico oportunista que está amplamente presente e representa um risco grave para as pessoas vulneráveis. Nomeadamente, devido ao facto de *a P. aeruginosa* representar um risco tão grave para a saúde humana, a Organização Mundial de Saúde (OMS) designou-a como uma doença prioritária, exigindo uma investigação imediata e o desenvolvimento de novos tratamentos. Esta bactéria afecta sobretudo os pulmões e as feridas e está associada a infecções nosocomiais. Está associada tanto a doenças agudas como a doenças crónicas. As infecções podem resultar de infecções da corrente sanguínea ou de inoculações localizadas. *A P. aeruginosa* é conhecida por causar uma variedade de doenças de pele, tais como otite externa, foliculite em banheiras de hidromassagem, síndrome da unha verde, infeção da teia do dedo do pé e infeção quente mão-pé. Estas infecções estão frequentemente associadas a reservatórios de água. As infecções da corrente sanguínea *por P. aeruginosa* podem induzir ectima gangrenoso e nódulos subcutâneos em pessoas imunocomprometidas.

- *Klebsiella pneumoniae:*

A Klebsiella pneumoniae é um membro da grande família Enterobacteriaceae. A bactéria gram-negativa chamada Klebsiella pneumoniae vive frequentemente no intestino humano sem causar qualquer dano. Mas também pode causar infecções graves, especialmente em ambientes hospitalares e em pessoas com sistemas imunitários comprometidos. Infecções da corrente sanguínea, infecções de feridas, infecções do trato urinário e pneumonia podem resultar de infecções por Klebsiella pneumoniae. Atualmente, a K. pneumoniae é considerada um dos agentes patogénicos oportunistas mais importantes que causam infecções hospitalares e adquiridas na comunidade, especialmente em doentes imunocomprometidos e em indivíduos hospitalizados durante muito tempo, que utilizam muitos agentes antimicrobianos e que são cateterizados. Outras infecções relacionadas com este organismo incluem pneumonia, abcesso hepático, meningite e infecções da corrente sanguínea. O facto de a Klebsiella pneumoniae se poder tornar resistente a vários medicamentos, incluindo os carbapenemes - que são frequentemente considerados como a última linha de defesa contra germes resistentes a vários medicamentos - é uma das caraterísticas preocupantes do agente patogénico. Uma vez que reduz o número de tratamentos disponíveis e aumenta a possibilidade de falha do tratamento e de fatalidade, a Klebsiella pneumoniae resistente aos carbapenemes (CRKP) representa uma séria ameaça para a saúde pública. A produção de beta-lactamases de espetro alargado (ESBL), que são enzimas que conferem resistência a numerosos medicamentos, incluindo cefalosporinas e penicilinas, é outra caraterística bem conhecida da Klebsiella pneumoniae. Esta resistência torna a terapia ainda mais difícil e sublinha a urgência de novas estratégias terapêuticas. É necessária uma estratégia multidisciplinar, que englobe medidas de prevenção de infecções, programas de gestão de antibióticos e a criação de novas opções de tratamento, para combater as infecções por Klebsiella pneumoniae.

- *Mycobacterium Tuberculosis:*

A bactéria responsável pela tuberculose (TB), uma doença infecciosa que afecta principalmente os pulmões, mas que também pode afetar outras partes do corpo, é conhecida como Mycobacterium tuberculosis. Estima-se que 10 milhões de pessoas contraiam tuberculose (TB) todos os anos, e 1,4 milhões desses casos resultam em morte. A tuberculose é uma das 10 principais causas de morte a nível mundial. Quando uma pessoa com Mycobacterium tuberculosis tosse ou espirra, as gotículas carregadas de bactérias são libertadas para o ar e podem ser inaladas por outras pessoas. Depois de respiradas, as bactérias podem crescer nos pulmões e viajar através da corrente sanguínea para outras áreas do corpo, onde podem causar sintomas como exaustão, febre, perda de peso, dores no peito e tosse crónica. O aparecimento de estirpes de Mycobacterium tuberculosis resistentes aos medicamentos, tais como as extensivamente resistentes aos medicamentos (XDR-TB) e as multirresistentes (MDR-TB), coloca um grande problema no tratamento da tuberculose. Uma vez que estas estirpes são resistentes aos melhores medicamentos anti-TB de primeira e segunda linha, o seu tratamento é mais difícil, moroso e dispendioso. É necessária uma estratégia abrangente que envolva o diagnóstico precoce, o início atempado do tratamento adequado, o rastreio dos contactos, medidas de controlo da infeção e imunização (com a vacina Bacillus Calmette-Guerin, ou BCG) para combater a epidemia global de tuberculose.

- *Campylobacter:*

Sabe-se que diversas variedades da bactéria gram-negativa Campylobacter infectam o trato gastrointestinal dos seres humanos. Embora a Campylobacter coli e a Campylobacter lari também possam causar doenças, a Campylobacter jejuni é a espécie mais frequentemente associada à doença humana. A maioria dos casos de campilobacteriose é causada pela ingestão de alimentos contaminados, especialmente aves de capoeira cruas ou mal cozinhadas, leite não pasteurizado e água contaminada. Uma infeção por Campylobacter pode causar diarreia com sangue, febre, náuseas, vómitos e dores abdominais. Embora a maioria das infecções por Campylobacter seja autolimitada e desapareça por si própria, os casos mais graves podem ter de ser tratados com medicação, incluindo antibióticos.

- *Enterococcus:*

Enterococcus spp. pertence ao grupo D Streptococcus dentro do sistema de classificação bacteriana. Estas bactérias são cocos Gram-positivos, facultativamente anaeróbios, que habitam normalmente o trato gastrointestinal dos seres humanos como comensais. Embora normalmente coexistam pacificamente com a microbiota do corpo, as perturbações neste equilíbrio podem levar a que Enterococcus spp. causem infecções invasivas. O Enterococcus spp. tem sido implicado numa variedade de infecções adquiridas na comunidade e em hospitais, incluindo endocardite, sépsis, infecções do trato urinário (ITU) e meningite. Factores como a utilização de antibióticos de largo espetro e a cirurgia abdominal aumentam significativamente o risco de infecções por Enterococcus spp. Entre as espécies do género Enterococcus, Enterococcus faecium e Enterococcus faecalis são as mais frequentemente isoladas em ambientes nosocomiais. O Enterococcus faecium, em particular, foi designado como um agente patogénico prioritário pela Organização Mundial de Saúde (OMS). Esta designação coloca-o num catálogo de 12 famílias de bactérias que representam a maior ameaça para a saúde humana. As infecções por Enterococcus spp. representam um desafio considerável em contextos clínicos devido à sua capacidade de desenvolver resistência aos antibióticos, incluindo a vancomicina, limitando frequentemente as opções de tratamento e aumentando a gravidade das infecções. As medidas vigilantes de controlo das infecções e a utilização judiciosa de antibióticos são essenciais para gerir e prevenir as infecções por Enterococcus spp., em especial nos contextos de cuidados de saúde, onde representam um risco significativo para as populações vulneráveis de doentes.

- Acinetobacter:

As Acinetobacter spp. pertencem a um grupo de cocobacilos aeróbios Gram-negativos que se encontram habitualmente aos pares. Este grupo inclui quatro espécies principais: Acinetobacter baumannii,

Acinetobacter pittii, Acinetobacter nosocomialis e Acinetobacter calcoaceticus. Estas bactérias são versáteis e podem desenvolver-se em vários ambientes, incluindo o solo, a água, os vegetais, os animais e o corpo humano, incluindo em ambientes hospitalares. Entre estas espécies, a Acinetobacter baumannii emergiu como uma causa significativa de infecções nosocomiais, particularmente em unidades de cuidados intensivos (UCI) em todo o mundo. É um dos principais responsáveis pela pneumonia associada à ventilação mecânica e está também implicado em infecções da corrente sanguínea, infecções da pele e dos tecidos moles, infecções do trato urinário (ITU) e meningite. Vários factores contribuem para a aquisição de infecções por Acinetobacter baumannii, incluindo a hospitalização prolongada em UCI, o estado de imunocomprometimento e a utilização de dispositivos médicos, como cateteres. Outros factores de risco incluem o tabagismo, o alcoolismo, a diabetes mellitus e a doença pulmonar obstrutiva crónica (DPOC). Devido à sua capacidade de sobreviver em ambientes hospitalares e à sua crescente resistência a múltiplos antibióticos, a Acinetobacter baumannii representa um desafio significativo em contextos clínicos. O controlo da propagação desta bactéria exige medidas rigorosas de controlo de infecções e uma utilização prudente de antibióticos para reduzir o risco de surtos e gerir eficazmente as infecções.

GESTÃO DE INFECÇÕES BACTERIANAS ATRAVÉS DE NIOSOMAS

O tratamento de infecções bacterianas requer a administração de grandes quantidades de antibióticos; a distribuição generalizada e sistémica destes fármacos está associada a vários efeitos secundários. Muitos autores relataram o potencial acrescido dos niosomas no tratamento de doenças infecciosas.

1. Por exemplo, uma equipa de investigação concebeu um nanocarreador niosomal carregado com ciprofloxacina. O estudo demonstrou uma redução significativa na formação de biofilme por Staphylococcus aureus resistente à meticilina (MRSA) quando tratado com um nanocarreador de ciprofloxacina carregado com niosoma.

2. Noutro estudo, foi utilizado um sistema de entrega de niosomas para aumentar a absorção celular de um oligonucleótido anti-sentido híbrido de ácido nucleico bloqueado-2'-O-metil (LNA-2'-O-Me hybrid-ASO) que tem como alvo o gene acpP (proteína transportadora de acilo P) em isolados de Pseudomonas aeruginosa. Os investigadores deste estudo acreditam que, uma vez que o gene acpP é fundamental para a construção da parede celular bacteriana, a administração de anti-acpP contra a P. aeruginosa utilizando niosomas é adequada e eficiente para abordagens anti-sentido e alternativas aos antibióticos.

3. A Klebsiella pneumoniae resistente aos fármacos (DR) é reconhecida como uma séria ameaça em ambientes hospitalares. Foi relatado o efeito elegível da azitromicina encapsulada em niosoma em comparação com a azitromicina solúvel na inibição da DR K. pneumoniae.

4. Num outro estudo interessante, foi sintetizado um nanocompósito constituído por niosomas, nanopartículas de óxido de zinco e colagénio, tendo sido investigado o seu efeito antibacteriano. Os resultados deste estudo expressaram o elevado potencial dos nanocompósitos na inibição de agentes patogénicos Gram-positivos e Gramnegativos devido à atividade antimicrobiana das nanopartículas de óxido de zinco e à integração do niosoma nas membranas celulares bacterianas.

5. Um estudo recente investigou o potencial do imipenem encapsulado em niosomas para o tratamento de infecções bacterianas resistentes a antibióticos. Os investigadores prepararam várias formulações do medicamento e testaram a sua eficácia contra isolados de Staphylococcus epidermidis resistentes à meticilina e capazes de formar biofilmes. Verificou-se que a formulação F1 (Span 60 + Tween 60 +

colesterol) de imipenem niosomal impedia o crescimento de biofilme e reduzia a expressão de certos genes de biofilme, reduzindo também a concentração inibitória mínima e a concentração inibitória mínima de biofilme em 4-6 vezes.

6. Verificou-se que os niosomas compostos por dois tensioactivos (Tween 85 e Span 80) sem colesterol retêm a ciprofloxacina, aumentam a sua estabilidade e induzem a inibição da formação de biofilme em Escherichia coli e Staphylococcus aureus.

De acordo com a opinião do investigador, a eficácia dos antibióticos não é significativa devido aos mecanismos de controlo e à permeabilidade limitada da membrana externa das bactérias, ao passo que a interação dos niosomas com as bactérias através de processos como a integração da membrana bacteriana, a difusão por contacto e a adsorção está associada a uma maior eficácia dos agentes antimicrobianos e à acumulação de fármacos no local da infeção.

CAPÍTULO -12- NIOSOMAS CONTRA AS INFECÇÕES PARASITÁRIAS.

INTRODUÇÃO:

O parasitismo pode ser definido como uma condição em que um organismo (o parasita) prejudica o seu hospedeiro ou, de alguma forma, vive à custa do hospedeiro. Os parasitas afectam milhões de pessoas em todo o mundo e causam um enorme sofrimento e morte, especialmente nos países menos desenvolvidos. Em todo o mundo, morrem anualmente vários milhões de pessoas devido a doenças parasitárias, sendo a maior parte dessas mortes causada pela malária e por protozoários parasitas. O aparecimento de estirpes de parasitas resistentes aos medicamentos representa uma ameaça significativa para a saúde global, exigindo a exploração de abordagens terapêuticas inovadoras para combater eficazmente estas infecções.

- *Plasmodium:*

Os parasitas Plasmodium são parasitas intracelulares ameboides que causam a doença da malária, distribuídos por mosquitos fêmeas do género Anopheles. De acordo com o último Relatório Mundial sobre a Malária, foram detectados 241 milhões de casos de malária, estimando-se o número de mortes por malária em 627 000 em 2020. O Plasmodium tem 5 espécies, mas entre elas, 2 espécies, o P falciparum e o P vivax, são as causas da malária e, entre elas, prevalece a malária causada pelo P. falciparum. A malária é uma doença com arrepios e febre, anemia e esplenomegalia. Isto foi observado em zonas do mundo com elevadas taxas de vectores e doentes imunocomprometidos.

- *Leishmania:*

O protozoário parasita *Leishmania* pode causar leishmaniose. A leishmaniose é uma doença transmitida por vectores em que as espécies de parasitas e os flebotomíneos evoluem para transmitir a doença. Dependendo da espécie do parasita, a leishmaniose tem um amplo espetro de manifestações: leishmaniose cutânea (LC), leishmaniose mucosa (ML), leishmaniose cutânea disseminada ou difusa (LCD) e calazar ou leishmaniose visceral (LV), causada por espécies como *L. major, L. braziliensis* ou *L. guyanensis.*

- *Schistosoma:*

O Schistosoma, vulgarmente conhecido como vermes do sangue, é responsável por uma grande variedade de doenças, como a esquistossomose intestinal, a esquistossomose hepatoesplénica e a esquistossomose urogenital, especialmente prevalecente nas regiões tropicais e subtropicais. Entre estes parasitas, *o Schistosoma haematobium* (agente das ITU) e *o Schistosoma mansoni* são as espécies patogénicas mais comuns. A esquistossomose ou bilharziose é frequente nas comunidades pobres e é muito debilitante. A infeção por esquistossomas ocorre por contacto com água doce contaminada por cercárias nos seres humanos. As cercárias são um estádio infecioso dos esquistossomas que são libertados pelo caracol hospedeiro intermediário.

- *Trichomonas vaginalis:*

Trichomonas vaginalis pertence a um parasita protozoário que possui flagelos. Este parasita é o agente causador da tricomoníase, a infeção sexualmente transmissível mais prevalente em mulheres com idades compreendidas entre os 51 e os 60 anos em todo o mundo. Os tratamentos actuais para a tricomoníase incluem o metronidazol e o tinidazol. No entanto, estes medicamentos podem causar efeitos adversos, como náuseas e sabor metálico. As formulações niosomais de fármacos antitricomonas podem melhorar a biodisponibilidade do fármaco, aumentar a retenção vaginal e reduzir os efeitos adversos, oferecendo uma abordagem de tratamento da tricomoníase mais eficiente e mais amiga do doente.

- *Trypanosoma:*

Trypanosoma é um género de cinetoplastídeos que é um grupo de protozoários parasitas uniflagelados e obrigatórios transmitidos por um vetor. Tal como outros organismos da ordem kinetoplastida, são caracterizados por um genoma mitocondrial modificado, conhecido como cinetoplasto. O ciclo de vida deste protozoário alterna entre um hospedeiro mamífero e um inseto vetor, a mosca tsé-tsé. Num inseto vetor, encontram-se no intestino, mas num hospedeiro mamífero, encontram-se na corrente sanguínea ou num ambiente intracelular. Dependendo da espécie de Trypanosoma, pode observar-se um espetro de doenças, como a doença do sono (*T bruci)* e a doença de Chagas (T cruzi), que são fatais para o ser humano. A tripanossomíase humana africana (HAT), como *o Trypanosoma brucei gambiense (T b. gambiense)* e *o Trypanosoma brucei rhodesiense (T b. rhodesiense)*, é muito infecciosa. Podem viver na corrente sanguínea e atingir o fígado, o baço e o coração, podendo também atravessar a barreira hemato-encefálica e entrar no sistema nervoso central.

- *Toxoplasmose:*

A toxoplasmose é uma infeção parasitária causada pelo parasita protozoário Toxoplasma gondii. É prevalente em todo o mundo e pode infetar uma grande variedade de animais de sangue quente, incluindo os seres humanos. A transmissão ocorre principalmente através da ingestão de alimentos ou água contaminados, ou através do contacto com fezes de gatos infectados. Embora a maioria dos casos seja assintomática ou provoque sintomas ligeiros semelhantes aos da gripe, a toxoplasmose pode ser grave e até mesmo fatal em indivíduos com sistemas imunitários enfraquecidos, como os portadores de VIH/SIDA ou submetidos a terapia imunossupressora. Além disso, a toxoplasmose congénita pode ocorrer quando uma mulher grávida é infetada, podendo levar a complicações graves para o feto em desenvolvimento. Globalmente, estima-se que cerca de um terço da população humana tenha sido exposta ao Toxoplasma gondii, com taxas de prevalência que variam significativamente consoante a região e os factores socioeconómicos. As estratégias de prevenção incluem o manuseamento adequado dos alimentos, evitar o contacto com fezes de gato e rastrear a infeção em mulheres grávidas.

- *Filariose:*

A filariose engloba um grupo de doenças parasitárias causadas por vermes filariais transmitidos através da picada de mosquitos infectados. A filariose linfática, causada por Wuchereria bancrofti, Brugia malayi e Brugia timori, é uma das formas mais comuns de filariose a nível mundial. A oncocercose, também conhecida como cegueira dos rios, é causada pelo verme parasita Onchocerca volvulus. Estas doenças afectam principalmente as populações das regiões tropicais e subtropicais de África, Ásia, Pacífico Ocidental e partes das Américas. A filariose pode provocar incapacidades graves, como linfedema, elefantíase e cegueira, afectando significativamente a qualidade de vida dos indivíduos afectados. A Organização Mundial de Saúde (OMS) estima que mais de 120 milhões de pessoas estejam atualmente infectadas com filariose linfática, com mais de mil milhões em risco de infeção. As campanhas de administração maciça de medicamentos, as medidas de controlo dos vectores e as intervenções baseadas na comunidade são estratégias fundamentais para prevenir e controlar a transmissão da filariose.

- *Criptosporidiose:*

A criptosporidiose é causada pelo parasita protozoário Cryptosporidium spp. e é uma causa comum de doença diarreica em todo o mundo. É transmitida através da ingestão de água ou alimentos contaminados, do contacto com animais infectados ou da transmissão de pessoa para pessoa. A criptosporidiose pode afetar indivíduos de todas as idades, mas é particularmente grave em indivíduos imunocomprometidos, como os portadores de VIH/SIDA. Os sintomas incluem diarreia aquosa, cólicas abdominais, náuseas e febre. Em locais com poucos recursos, onde o acesso a água potável e saneamento é limitado, a criptosporidiose pode contribuir significativamente para a morbilidade e mortalidade infantil. De acordo com a OMS, o Cryptosporidium spp. é responsável por cerca de 48 milhões de casos de doença diarreica por ano, o que realça a necessidade de melhorar a qualidade da água e as práticas de higiene para prevenir a transmissão.

- *Giardíase:*

A giardíase é causada pelo parasita protozoário Giardia lamblia (também conhecido como Giardia intestinalis) e é uma causa comum de doença diarreica em todo o mundo. É transmitida através da ingestão de água ou alimentos contaminados, ou através do contacto com indivíduos ou animais infectados. A giardíase afecta principalmente o trato gastrointestinal, causando sintomas como diarreia, cólicas abdominais, inchaço e perda de peso. A infeção é particularmente prevalente nos países em desenvolvimento com más práticas de saneamento e higiene. De acordo com a OMS, estima-se que a Giardia lamblia infecte anualmente cerca de 200 milhões de pessoas em todo o mundo. As estratégias de prevenção incluem a melhoria do acesso a fontes de água limpa, a promoção de práticas adequadas de saneamento e higiene e o tratamento de indivíduos infectados para evitar uma maior transmissão.

- *Amebíase:*

A amebíase é causada pelo parasita protozoário Entamoeba histolytica e é a principal causa de disenteria parasitária em todo o mundo. A transmissão ocorre através da ingestão de alimentos ou água contaminados com matéria fecal contendo o parasita. A amebíase afecta principalmente o trato gastrointestinal, causando sintomas como diarreia, dor abdominal, fezes com sangue e, em casos graves, abcessos hepáticos ou infeção sistémica. A infeção é particularmente comum em zonas com más condições de saneamento e higiene, onde a sobrelotação e a eliminação inadequada de resíduos contribuem para a sua propagação. De acordo com a OMS, estima-se que a Entamoeba histolytica infecte anualmente cerca de 50 milhões de pessoas em todo o mundo. As estratégias de prevenção incluem a melhoria das infra-estruturas de saneamento, a promoção da higiene das mãos e o acesso a fontes de água limpa para beber e preparar alimentos. A deteção precoce e o tratamento de indivíduos infectados são também essenciais para prevenir complicações e reduzir as taxas de transmissão.

GESTÃO DE ALGUMAS INFECÇÕES PARASITÁRIAS ATRAVÉS DE NIOSOMAS:

Infeção por Trichinella spiralis:

A Trichinella spiralis é um nemátodo parasita que causa a triquinose nos seres humanos após a ingestão de larvas encistadas, normalmente encontradas em carne crua ou mal cozinhada. A infeção progride da fase gastrointestinal inicial para lesões musculares graves, inflamação em órgãos vitais como o cérebro, o coração e os pulmões, e resultados potencialmente fatais. Embora os medicamentos orais como a ivermectina tenham demonstrado eficácia nas fases iniciais da infeção, a sua biodisponibilidade limitada coloca desafios no tratamento das fases avançadas da infeção. Elmehy et al. realizaram um estudo para avaliar o potencial terapêutico de niosomas carregados com ivermectina contra a infeção por T. spiralis. Ao sintetizar nanocarreadores de niosomas e ivermectina nanocristalina, o objetivo era melhorar a administração e a eficácia do medicamento. Os resultados indicaram que a forma niosomal da ivermectina reduziu efetivamente as respostas inflamatórias nas células intestinais em comparação com as formulações convencionais de ivermectina. Além disso, foram observadas reduções significativas nas larvas encistadas e na destruição da cápsula nos tecidos musculares de ratinhos tratados com niosomas carregados com ivermectina. Esta eficácia superior foi atribuída à biodisponibilidade melhorada e à libertação sustentada de ivermectina facilitada pelos niosomas.

Tratamento da esquistossomose:

A esquistossomose, causada por vermes parasitas do género Schistosoma, afecta milhões de pessoas em todo o mundo e representa um encargo significativo para a saúde pública. O Praziquantel é o principal fármaco utilizado no tratamento; no entanto, a sua solubilidade e biodisponibilidade limitadas colocam desafios a uma terapia eficaz. Estudos recentes exploraram a utilização de nanocarreadores à base de niosomas para melhorar a administração de praziquantel no tratamento da esquistossomose. Experiências in vitro demonstraram que os niosomas carregados com praziquantel apresentaram uma eficácia superior na morte de parasitas adultos em comparação com soluções de fármaco livre. As avaliações histopatológicas e imunohistoquímicas confirmaram ainda mais a eficácia acrescida das formulações niosomais de praziquantel, sugerindo o seu potencial para melhorar os resultados do tratamento da esquistossomose.

Terapia da leishmaniose:

A leishmaniose, causada por protozoários parasitas do género Leishmania, apresenta-se como um espetro de manifestações clínicas que vão desde lesões cutâneas auto-curativas a infecções viscerais potencialmente fatais. Os tratamentos convencionais incluem fármacos antimoniais como a glucantime e a anfotericina B, mas a sua eficácia é limitada por factores como a toxicidade e a resistência. Estudos experimentais investigaram a utilização de formulações à base de niosomas para aumentar a eficácia dos medicamentos antileishmaniais. O encapsulamento da glucantime e da anfotericina B em niosomas resultou num aumento das actividades inibitórias contra a Leishmania tropica em comparação com as formas livres dos fármacos. Além disso, as formulações niosomais induziram taxas mais elevadas de apoptose nas células do parasita, sugerindo uma maior eficácia na supressão das formas intracelulares e extracelulares da Leishmania. Estes resultados realçam o potencial dos sistemas de administração de fármacos baseados em niosomas como abordagens promissoras para a terapia da leishmaniose.

CAPÍTULO -13- NIOSOMAS CONTRA INFECÇÕES FÚNGICAS

INTRODUÇÃO

As infecções fúngicas, também conhecidas como micoses, representam um grupo diversificado de doenças causadas por vários fungos patogénicos. Estas infecções podem afetar diferentes partes do corpo, incluindo a pele, as unhas, as membranas mucosas e os órgãos internos, e podem variar em termos de gravidade, desde ligeiras e superficiais a infecções sistémicas potencialmente fatais. Os fungos estão omnipresentes no ambiente e, embora muitos sejam inofensivos ou mesmo benéficos, certas espécies têm o potencial de causar doenças nos seres humanos.

As infecções fúngicas podem ser causadas por diferentes tipos de fungos, incluindo leveduras, bolores e dermatófitos. Os agentes patogénicos fúngicos mais comuns incluem Candida spp., Aspergillus spp., Cryptococcus spp. e dermatófitos como Trichophyton, Microsporum e Epidermophyton. Estes fungos podem entrar no corpo através de várias vias, incluindo a inalação, a ingestão, o contacto direto com superfícies contaminadas ou através de feridas ou rupturas na pele.

As manifestações clínicas das infecções fúngicas podem variar consoante o tipo de fungo envolvido e o local da infeção. As infecções fúngicas superficiais apresentam-se frequentemente como erupções cutâneas, comichão, descamação ou descoloração das unhas, enquanto as infecções fúngicas invasivas podem causar sintomas sistémicos como febre, tosse, falta de ar ou disfunção orgânica. Certas infecções fúngicas, particularmente as que afectam indivíduos imunocomprometidos, podem progredir rapidamente e levar a complicações graves se não forem prontamente diagnosticadas e tratadas.

O tratamento das infecções fúngicas envolve normalmente medicamentos antifúngicos, que podem ser administrados por via tópica, oral ou intravenosa, dependendo da gravidade e da localização da infeção. No entanto, a terapia antifúngica pode ser um desafio devido a factores como a penetração limitada dos medicamentos nos tecidos infectados, as interações medicamentosas e o aparecimento de estirpes de fungos resistentes aos medicamentos. Além disso, alguns medicamentos antifúngicos podem causar efeitos adversos, como hepatotoxicidade, nefrotoxicidade ou distúrbios gastrointestinais, complicando ainda mais as opções de tratamento.

Nos últimos anos, tem havido um interesse crescente no desenvolvimento de novos sistemas de administração de medicamentos para aumentar a eficácia e a segurança da terapia antifúngica.

- Candida albicans:

As espécies de Candida albicans e Candida não-C. albicans (NACA) são habitantes normais do trato gastrointestinal e da vagina em indivíduos saudáveis, mas as perturbações no equilíbrio entre estas leveduras e outra flora normal, muitas vezes devido a condições como deficiências imunitárias, podem levar a infecções oportunistas conhecidas como candidíase. Estas infecções podem afetar várias partes do corpo, incluindo a pele, as unhas, as membranas mucosas, o trato gastrointestinal e o trato urinário. A candidúria, a presença de espécies de Candida na urina, requer uma interpretação cuidadosa, com factores de risco que incluem o sexo feminino, cirurgias urológicas e não urológicas, internamento em unidades de cuidados intensivos, cateteres de demora e utilização recente de antibióticos de largo espetro. Os factores de risco adicionais para a candidíase incluem diabetes mellitus, terapias imunossupressoras, terapia com antibióticos ou esteróides, obesidade e doenças graves como o VIH. A Candida auris, uma espécie fúngica multirresistente que surgiu recentemente nas unidades de saúde, representa uma ameaça significativa, capaz de causar surtos nosocomiais de infecções fúngicas invasivas. Esta levedura pode colonizar de forma assintomática a pele e outros locais do corpo, persistindo em superfícies e equipamento, o que complica ainda mais as medidas de controlo de infecções.

- *Aspergillus fumigatus:*

O Aspergillus fumigatus, um fungo ubíquo e adaptativo, é reconhecido pela sua capacidade de propagação através da esporulação assexuada e da produção de conídios, contribuindo para a sua ampla distribuição em vários ambientes. Este fungo representa uma ameaça significativa para a saúde humana, particularmente em indivíduos com sistemas imunitários comprometidos. Dependendo do estado imunitário do hospedeiro, pode ocorrer um espetro de manifestações de aspergilose, desde reacções alérgicas a infecções crónicas e casos graves de aspergilose invasiva aguda (AI). A inalação de conídios transportados pelo ar é a principal via de transmissão, conduzindo a infecções pulmonares, especialmente em indivíduos susceptíveis. As doenças pulmonares relacionadas com o Aspergillus desenvolvem-se tipicamente quando há uma perturbação da flora normal do trato respiratório, como em doentes submetidos a terapêuticas imunossupressoras ou com doenças pulmonares subjacentes. Apesar de não ser um agente patogénico primário, o A. fumigatus pode causar infecções oportunistas, explorando as defesas imunitárias enfraquecidas para estabelecer infecções em vários órgãos para além dos pulmões, incluindo os seios nasais, o cérebro e a pele. Além disso, o aumento da resistência antifúngica coloca desafios adicionais na gestão das infecções por Aspergillus, salientando a necessidade urgente de estratégias de tratamento eficazes e de medidas de vigilância reforçadas. Por conseguinte, a compreensão da biologia e da patogénese das infecções por A. fumigatus é crucial para melhorar o diagnóstico, o tratamento e as estratégias de prevenção, a fim de atenuar o impacto deste agente patogénico oportunista na saúde pública.

- *Cryptococcus neoformans:*

O Cryptococcus neoformans, uma espécie fúngica ubíqua, é um agente patogénico oportunista invasivo crítico, contribuindo para mais de 220 000 infecções e 180 000 mortes por ano. Afectando principalmente indivíduos imunocomprometidos, especialmente os que vivem com VIH/SIDA, o C. neoformans representa uma ameaça significativa devido à sua capacidade de causar infecções pulmonares graves após a inalação de esporos. Nestas populações vulneráveis, o fungo pode escapar aos mecanismos normais de eliminação e disseminar-se por todo o corpo, chegando ao sistema nervoso central (SNC) por disseminação hematogénica. Uma vez no SNC, o Cryptococcus neoformans pode levar a situações de risco de vida, como a meningite criptocócica, exacerbando ainda mais as taxas de morbilidade e mortalidade. Além disso, o aumento da resistência antifúngica entre as estirpes de Cryptococcus representa uma preocupação crescente, sublinhando a importância do desenvolvimento de novas abordagens terapêuticas e da implementação de estratégias de vigilância robustas para combater este formidável agente patogénico fúngico. Por conseguinte, uma compreensão mais profunda da epidemiologia, patogénese e tratamento das infecções por Cryptococcus neoformans é essencial para uma gestão eficaz e para a prevenção da morbilidade e mortalidade associadas.

- *Dermatófitos:*

Os dermatófitos, um grupo de fungos filamentosos semelhantes a bolores com um alcance global, desenvolvem-se em ambientes ricos em queratina, como o solo, a pele humana, o cabelo e as unhas. Estes fungos oportunistas podem ser classificados em termos gerais com base na sua via de infeção preferida. As espécies antropofílicas estão altamente adaptadas aos seres humanos, propagando-se facilmente através do contacto direto. Os dermatófitos zoófilos, por outro lado, estabelecem-se principalmente em animais, com o potencial de saltar espécies e infetar humanos ou outros animais. Finalmente, os dermatófitos geofílicos vivem no solo, decompondo detritos ricos em queratina. Podem infetar oportunisticamente os seres humanos através do contacto com solo contaminado. A dermatofitose, também conhecida como tinea, é o termo genérico para as infecções causadas por estes fungos. Manifesta-se de várias formas, dependendo do local infetado, causando pé de atleta (tinea pedis), infecções nas unhas (tinea unguium ou onicomicose), micose nas virilhas (tinea cruris), micose no couro cabeludo (tinea capitis) e micose no corpo (tinea corporis). Estas infecções podem afetar pessoas de todas as idades e sexos. A partilha de objectos pessoais (fómites), o contacto próximo com animais infectados, o enfraquecimento do sistema imunitário (devido a doença ou medicação) e o acesso limitado a instalações de higiene são factores de risco significativos para o desenvolvimento de dermatofitoses. Para evitar a propagação destas infecções e as complicações associadas, é fundamental manter boas práticas de higiene, evitar o contacto com objectos e animais potencialmente contaminados e procurar tratamento imediato com medicamentos antifúngicos.

- *Histoplasmose:*

A histoplasmose é causada pela inalação de esporos do fungo Histoplasma capsulatum, normalmente encontrados no solo enriquecido com excrementos de aves ou morcegos, particularmente em regiões com grandes populações destes animais. Apresenta-se sob várias formas, incluindo histoplasmose pulmonar aguda, histoplasmose pulmonar crónica e histoplasmose disseminada. A histoplasmose pulmonar aguda apresenta-se frequentemente com sintomas semelhantes aos da gripe ou com uma doença respiratória ligeira, enquanto a histoplasmose pulmonar crónica progride lentamente com sintomas como tosse, dor no peito e fadiga. A histoplasmose disseminada ocorre quando a infeção se espalha para além dos pulmões e afecta outros órgãos, provocando febre, perda de peso, aumento do baço e do fígado e complicações potencialmente fatais. O tratamento geralmente envolve medicamentos antifúngicos, como itraconazol, voriconazol ou anfotericina B, sendo que a escolha do medicamento e a duração do tratamento dependem da gravidade e extensão da infeção.

- *Coccidioidomicose (Febre do Vale):*

A coccidioidomicose, vulgarmente conhecida como febre do vale, é causada pela inalação de esporos do fungo Coccidioides immitis ou Coccidioides posadasii, que se encontram no solo de certas regiões áridas, particularmente no sudoeste dos Estados Unidos, no México e em partes da América Central e do Sul. A infeção pode manifestar-se como uma doença respiratória ligeira ou evoluir para uma pneumonia grave, provocando sintomas como tosse, febre, dores no peito e fadiga. Em alguns casos, a coccidioidomicose pode disseminar-se para outras partes do corpo, causando lesões cutâneas, dores nas articulações e meningite. O tratamento pode envolver medicamentos antifúngicos como o fluconazol, o itraconazol ou a anfotericina B, dependendo da gravidade da infeção e do estado imunitário do doente.

- *Mucormicose:*

A mucormicose, também conhecida como zigomicose, é causada por fungos pertencentes à ordem Mucorales, incluindo géneros como Rhizopus, Mucor e Rhizomucor. Afecta principalmente indivíduos com sistemas imunitários enfraquecidos, diabetes não controlada ou doenças subjacentes, como leucemia ou transplante de órgãos. A mucormicose pode manifestar-se de várias formas, incluindo doença rinocerebral, pulmonar, cutânea, gastrointestinal e disseminada. A mucormicose rinocerebral é a forma mais comum, apresentando sintomas como dor nos seios nasais, inchaço facial, corrimento nasal negro e, em casos graves, envolvimento do cérebro e dos nervos cranianos. O tratamento envolve normalmente uma combinação de desbridamento cirúrgico para remover o tecido infetado e medicamentos antifúngicos como a anfotericina B ou o posaconazol.

GESTÃO DA INFECÇÃO FÚNGICA ATRAVÉS DE NIOSOMAS:

A duração prolongada e os efeitos secundários associados dos tratamentos convencionais para as infecções fúngicas exigem a exploração de estratégias terapêuticas alternativas. Os nanosistemas de administração de fármacos oferecem vantagens promissoras, reduzindo os efeitos secundários e aumentando a eficácia dos fármacos. Recentemente, os nanocarreadores niosomais ganharam atenção pela sua biodegradabilidade, baixa toxicidade, resistência à degradação oxidativa e capacidade de prolongar a semi-vida do fármaco.

- Por exemplo, Barot et al. desenvolveram um niosoma à base de gel contendo farnesol para tratar a candidíase oral causada por Candida albicans. Esta formulação demonstrou uma maior penetração do fármaco, biocompatibilidade e atividade antifúngica.

- Noutro estudo, foi formulado um sistema de administração de fármacos de dupla finalidade para tratar a queratite ocular, utilizando niosomas carregados de natamicina dentro de um gel de cetorolac-trometamina. Esta abordagem melhorou a permeabilidade do fármaco à córnea, a biodisponibilidade e reduziu a inflamação. Por outro lado, os tratamentos convencionais com natamicina produzem frequentemente efeitos secundários elevados e baixas taxas de sucesso devido à administração prolongada de doses elevadas.

- Além disso, a formação de biofilme é um aspeto crítico das infecções nosocomiais, particularmente com agentes patogénicos como a C. albicans. Os sistemas de administração de fármacos orientados oferecem uma abordagem promissora para combater as infecções associadas ao biofilme. Por exemplo, os nanocarreadores niosomais à base de soforolípidos carregados com anfotericina B reduziram eficazmente a complexidade do biofilme e melhoraram o tratamento das infecções por C. albicans.

- Além disso, foram exploradas estratégias inovadoras, como a síntese de transportadores de niosomas para melhorar a atividade antimicrobiana da própolis. Estes sistemas aumentam a solubilidade, a permeabilidade e a difusão da própolis nas camadas da pele, aumentando a sua eficácia contra agentes patogénicos bacterianos e fúngicos.

CAPÍTULO -14- PERSPECTIVAS FUTURAS E CONCLUSÕES

PERSPECTIVA DE FUTURO

Os niosomas nos sistemas de administração de medicamentos têm um futuro muito brilhante à sua frente; têm o potencial de transformar completamente as técnicas terapêuticas numa série de domínios diferentes. Os niosomas são vesículas à base de lípidos com qualidades especiais que apresentam muitas vantagens, como a biocompatibilidade, a adaptabilidade e as caraterísticas ajustáveis. A mais promissora é o facto de os niosomas poderem ser funcionalizados com ligandos ou anticorpos para se dirigirem especificamente a células ou tecidos específicos, permitindo assim a administração de medicamentos orientados. Ao minimizar os efeitos fora do alvo, aumentar a eficácia do tratamento e reduzir a toxicidade sistémica, esta abordagem personalizada melhora os resultados dos doentes.

Além disso, a cinética de libertação regulada pode ser conseguida através da engenharia dos niosomas, permitindo uma libertação retardada e sustentada do fármaco. Ao reduzir a frequência das doses, esta caraterística não só aumenta a adesão do doente como também garante as concentrações corretas do fármaco no local pretendido, maximizando a eficácia terapêutica. Além disso, os niosomas demonstraram potencial para ultrapassar barreiras biológicas como a barreira hemato-encefálica, facilitando o transporte de fármacos para áreas do corpo que anteriormente eram inacessíveis, como o sistema nervoso central. Esta capacidade cria novas oportunidades para o tratamento de doenças neurológicas e melhora a administração de fármacos que têm como alvo o cérebro.

Além disso, os niosomas são muito promissores para a terapia combinada, que permite o encapsulamento de vários medicamentos ou substâncias terapêuticas. Esta estratégia melhora os resultados do tratamento, especialmente em doenças complexas, e permite obter benefícios sinérgicos ao mesmo tempo que combate a resistência aos medicamentos. Os niosomas apresentam a possibilidade de composições de medicamentos personalizadas com base nas caraterísticas únicas dos doentes e nos perfis de doença, graças ao desenvolvimento da medicina personalizada. As terapias personalizadas baseadas em niosomas podem melhorar as respostas dos doentes e otimizar os regimes de tratamento através da incorporação de monitorização e diagnóstico em tempo real.

A investigação em curso tem como objetivo otimizar as formulações dos niosomas, melhorar a biocompatibilidade e os perfis de segurança, aperfeiçoar as tácticas de direcionamento e aumentar os procedimentos de produção para a aplicação clínica, a fim de concretizar estas perspectivas. Os niosomas em sistemas de administração de medicamentos são, em última análise, muito promissores para desenvolver paradigmas de tratamento, melhorar os cuidados prestados aos doentes e satisfazer necessidades médicas não satisfeitas numa variedade de domínios terapêuticos.

Grandes doses de medicamentos são administradas em locais precisos através de sistemas de administração de medicamentos por via niosomal, sendo libertadas sob controlo rigoroso. caraterísticas de libertação controlada, em especial para medicamentos perigosos e sensíveis. Materiais biodegradáveis e biocompatíveis para estruturas e arquitecturas de nanopartículas, tais como nanotubos e tecnologias de polímeros biomiméticos que se montam a si próprios. Caraterísticas (sistemas de administração auto-regulados, sistemas desencadeados bio-responsivos, dispositivos inteligentes de libertação de medicamentos, orientação ativa de medicamentos, administração por comando, sistemas que interagem com o corpo, administração inteligente). Sistemas de libertação intracelular que se assemelham a nanopartículas de vírus para melhorar sistemas como chips de libertação de medicamentos com múltiplos reservatórios ou dispositivos/nanochips implantáveis para libertação de nanopartículas.

Além disso, foram efectuados avanços na terapia combinada e na imagiologia médica, como a utilização de nanopartículas para diagnóstico e manipulação cirúrgica (por exemplo, termoterapia com partículas magnéticas).

CONCLUSÃO

Quando comparados com outros sistemas de administração tradicionais e vesiculares, os niosomas oferecem uma série de vantagens. Por exemplo, os niosomas podem ser utilizados para direcionar os fármacos e é possível produzir uma administração controlada de medicamentos. Quando fabricados como niosomas, a estabilidade da formulação foi melhorada numa série de formulações; além disso, a sua toxicidade foi reduzida. É possível concluir que os niosomas são adequados para encapsular uma variedade de medicamentos com base no conjunto de trabalhos acima referidos. Numerosas doenças crónicas têm sido tratadas eficazmente com niosomas, que também melhoram a adesão dos doentes e minimizam os efeitos negativos. Os niosomas podem, portanto, ser aplicados de forma mais alargada no domínio da gestão de doenças.

Os investigadores e os académicos apoiam, em geral, a ideia de direcionar a terapêutica para locais específicos dos tecidos, envolvendo o medicamento em niosomas. Em termos de estrutura, os niosomas e os lipossomas são algo semelhantes. Os niosomas têm vantagens significativas sobre os lipossomas, como a estabilidade e o custo. Além disso, podem conter uma variedade de medicamentos, incluindo medicamentos anti-infecciosos e anti-cancerígenos. Os niosomas são também úteis como adjuvantes de vacinas e no diagnóstico por imagem. É necessário desenvolver mais investigação nestes domínios. Os niosomas podem ser utilizados numa variedade de métodos de administração de medicamentos, incluindo parentéricos, oftálmicos, direcionados, etc. Também são amplamente utilizados em cosméticos.

Em resumo, os niosomas oferecem uma plataforma flexível e interessante para sistemas de administração de medicamentos. As suas qualidades especiais - como a biocompatibilidade, a adaptabilidade e as qualidades ajustáveis - oferecem várias vantagens para a administração eficiente de substâncias medicinais. Aplicações como a administração de fármacos específicos, a cinética de libertação controlada, a penetração da barreira biológica, a terapia combinada e a medicina personalizada são promissoras para os niosomas.

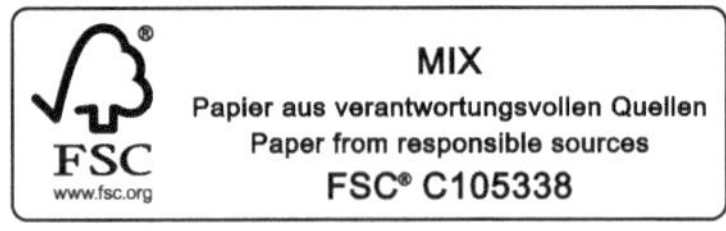

Printed by Books on Demand GmbH, Norderstedt / Germany